Die Kraft des Qigong

Allgemeine Hinweise

Das vorliegende Buch ist sorgfältig erarbeitet worden. Die vermittelten Übungen und Hinweise sind von der Autorin erprobt und teils langjährig eingeübt sowie über Jahre in Aus- und Fortbildung vertieft worden. Qigong ist auch eine vergleichsweise sichere Übungspraxis. Dennoch erfolgen alle Angaben ohne Gewähr. Weder die Autorin noch der Verlag können für eventuelle Nachteile oder Schäden, die aus den im Buch vorgestellten Informationen resultieren, Haftung übernehmen. Die Hinweise und Übungen wenden sich an körperlich, seelisch und geistig durchschnittlich belastbare Personen.

Aus Gründen der besseren Lesbarkeit haben wir uns entschlossen, durchgängig die männliche (neutrale) Anredeform zu nutzen, die selbstverständlich die weibliche und die diverse mit einschließt.

Sollte diese Publikation Links auf Webseiten Dritter enthalten, so übernehmen wir für deren Inhalte keine Haftung, da wir uns diese nicht zu eigen machen, sondern lediglich auf deren Stand zum Zeitpunkt der Erstveröffentlichung verweisen.

MIDIA NURI

DIE KRAFT DES QIGONG

GLEICHGEWICHT IN ALLEN LEBENSLAGEN

MEYER & MEYER VERLAG

Die Kraft des Qigong

Bibliografische Information der Deutschen Nationalbibliothek

Die Deutsche Nationalbibliothek verzeichnet diese Publikation in der Deutschen Nationalbibliografie; detaillierte bibliografische Details sind im Internet über <www.dnb.de> abrufbar.

Meyer & Meyer Fachverlag & Buchhandel GmbH
Von-Coels-Straße 390, 52080 Aachen
www.dersportverlag.de

Member of the World Sport Publishers' Association (WSPA)

Gesamtherstellung (Druck): Print Consult GmbH, München, www.printconsult.de

FSC MIX Papier | Fördert gute Waldnutzung FSC® C106855

ISBN: 978-3-8403-7933-8

Bei Fragen zur Sicherheit unserer Produkte wenden Sie sich bitte an: kontakt@m-m-sports.com.

Inhalt

DANK

„Gedenke der Quelle, wenn Du trinkst."
(Chinesisches Sprichwort)

Einen herzlichen Dank sage ich meinen beiden Lehrern Meister Ge Zong Ming (Gerhard Milbrat) und Meister Guan Yongxing. Auch Sun Pill Yang-Milbrat danke ich herzlich, dass sie mir mit der Einführung in die Koreanische Handtherapie neues, tieferes Verständnis der fünf Wandlungsphasen vermittelt hat. Ebenso herzlich danke ich meinem vorherigen Lehrer, Jochen Müller und meiner vorherigen Lehrerin, Weixing Wang, die mich als damals noch Anfängerin in Köln auf einen guten Weg ins Taijiquan (Tai Chi) und damit auch Qigong geführt haben.

Auch meinen Mitschülerinnen und Mitschülern danke ich herzlich - auch sie haben mir Stoff zum Lernen mitgegeben. Herzlichen Dank sage ich auch meinen Schülerinnen und Schülern.

Und ich danke meinen Eltern und Großeltern, meinen Kindern sowie deren Vater, meinen Brüdern und deren Familien und auch einigen Freundinnen und Freunden.

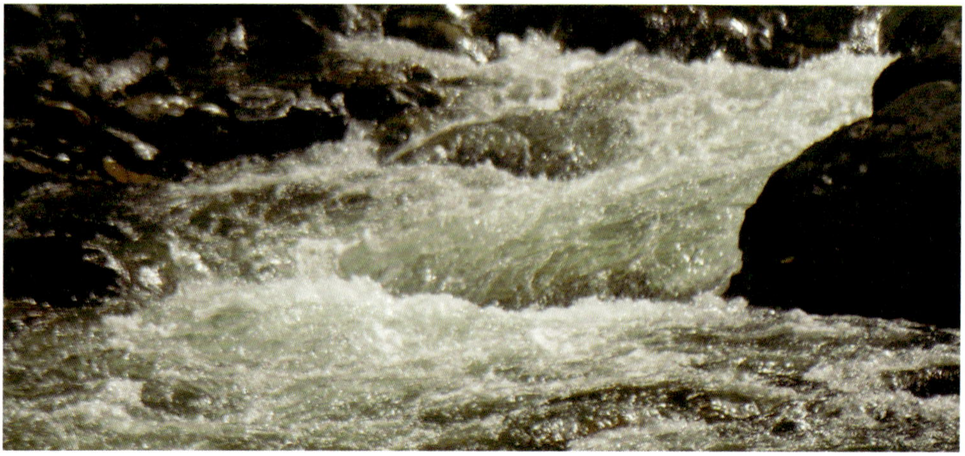

Geleitwort

Von Gerhard Milbrat

Neben ihrer eigenen Kultivierung wirkt Frau Nuri engagiert an der Verbreitung der Kunst des Qigong mit und hat mit diesem Buch ein Handbuch geschaffen, auf das man immer wieder zurückgreifen kann und mit dessen Hilfe man selbst anfangen kann, seine mikrokosmischen Landschaften zu entdecken. Zwar kann auch dieses Buch keinen persönlichen Unterricht ersetzen, jedoch bietet es eine wundervolle Hilfe für die ersten Schritte, um sich selbst und seine Lebensmechanismen kennenzulernen. Darüber hinaus finden auch Fortgeschrittene zahlreiche Anregungen und Informationen, welche sowohl das theoretische Verständnis als auch die praktische Durchführung des Qigong vertiefen können. In der Auswahl der Übungen hat sie darauf geachtet, dass die vorgestellten stillen sowie bewegten Übungsmethoden das breite Spektrum der Qigong-Übungen zeigen. So finden weit verbreitete Übungsmethoden wie auch weniger bekannte Übungen ihren Platz in diesem Buch.

Die Qigong praktizierende, lernende sowie lehrende Midia Nuri hat als Autorin dieses Buchs grundlegende Bereiche des Qigong in Theorie und Praxis zusammengefasst und damit ein „Arbeitsbuch" geschaffen, mit dem man seine ersten Schritte in der so wertvollen Praxis des Qigong angehen kann. Midia Nuri begleite ich schon seit Jahren und habe sie als ernsthafte Lernende und Praktizierende kennen und schätzen gelernt. Ohne müde zu werden taucht sie stetig weiter in die Tiefen dieser Kunst ein. Sie lotet das innere sowie äußere „Milieu" aus, um die Mechanismen des Lebens zu erkennen, zu verstehen und letztlich segensreich anzuwenden. Dabei sammelt sie nicht nur einfach Wissen, sondern vor allem Erfahrungen durch regelmäßiges Üben, welche sie weiter mit den grundlegenden Vitalkräften und deren Mechanismen in Verbindung bringt, wodurch sie immer tieferes Verständnis erlangt. Darüber hinaus ist sie ständig bemüht, die klassischen „Quell-Texte" des Qigong nicht nur intellektuell zu verstehen, sondern die dort gemachten Aussagen stets in den Kontext zur Übungspraxis zu stellen, um die inneren Welten bzw. Landschaften direkt tiefergehender zu erfahren. So ging sie den Weg des Qigong über drei Stadien, indem sie Übungen und Techniken zur Läuterung der drei Grundkräfte im ersten Stadium: Jing-/Essenz-Kraft, Qi-/Vital-Kraft und Shen-/geistig-psychische Kraft ausübte. Im zweiten Stadium folgten Übungen zur Geistes- und Konzentrationsschulung, um im dritten Stadium Kontrolle über Körper und Energien zu erlangen, ins Unbewusste zu erwachen und schließlich in Resonanz mit dem Urgrund zu kommen. Vereinfacht gesagt umfassen die drei Stadien der Entwicklung die Bereiche: Heilung

– Langlebigkeit – Transformation. Die Interessierten müssen nicht gleich alle drei Stadien durchlaufen, denn schon im ersten Stadium kommen Regulationen zum Tragen, die dem menschlichen Dasein mit seinem Potenzial sehr förderlich sind.

Es werden sowohl die drei Säulen des Qigong: Körper, Geist und Atmung, welche das Fundament dieser Kunst bilden, aufschlüsselnd erklärt als auch Themen wie Ernährung angesprochen. Tiefergehend kommen u. a. auch Aspekte wie die fünf Wandlungsphasen, Meditation, Selbstmassage-Übungen sowie wertvolle Literaturtipps zur Sprache. Wer sich vor allem praktisch anleiten lassen möchte, wähle eine Übung aus und widme sich am besten zunächst der praktischen Durchführung, um sich dann den weniger verständlichen Konzepten und Prinzipien zuzuwenden. Entwickelt man sich zuerst ein „praktisches Tun", helfen die gemachten Erfahrungen, auch komplexere Themen in dieser Praxis nachvollziehen zu können. Macht man geduldig einen Schritt nach dem anderen, ist man schon auf dem Weg und nach und nach fügen sich die Teilaspekte, die Puzzleteile des Übens zu einem „Ganzen Bild". Bei der gesamten Qigong-Praxis trainiert man nichts „menschenfremdes" Neues, sondern bringt zur Blüte, was in uns sowieso schon als Keim angelegt ist.

Der daoistische Meister Ma, Fan Pu formulierte dies mit den Worten:

„Wir finden wieder, was wir verloren haben, wir erinnern uns, was wir vergessen haben".

So wünsche ich der Leserschaft dieser Schrift ein freudiges „Erinnern", ein lohnendes „Finden" und ein segensreiches „Menschsein".

Ge, Zong Ming/Gerhard Milbrat **Februar 2025**
(23. Generation Long Men Pai)

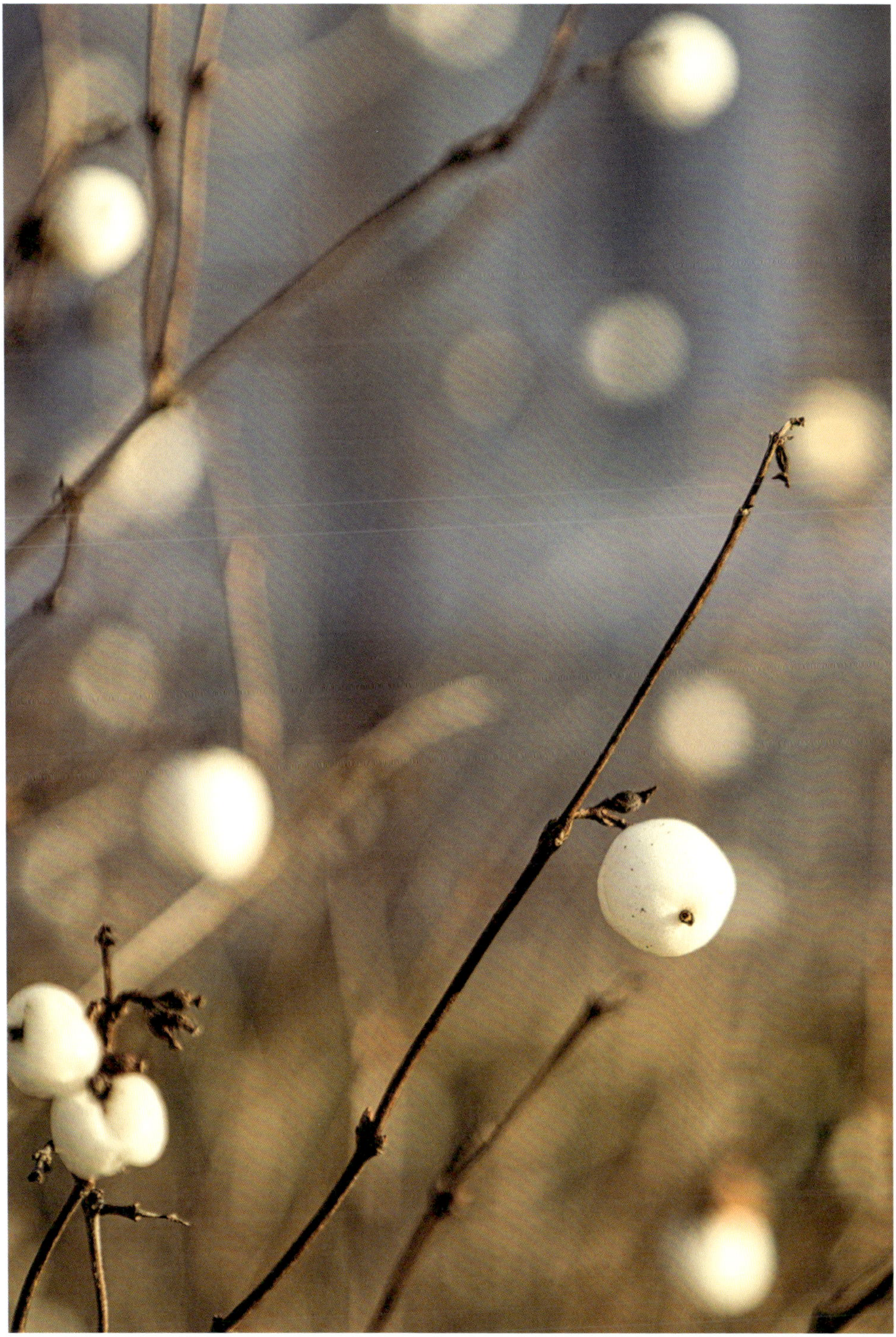

Vorwort

Der chinesische Volksmund weiß es seit langem: „Fließendes Wasser wird nicht schal und in einer bewegten Türschnalle nisten keine Holzwürmer." Das umfasst noch einiges mehr als was wir hier als „Wer rastet, der rostet" kennen.

Was in unserem Körper für Bewegung sorgt - das Blut zirkulieren lässt, unsere Verdauung in Gang hält, unseren Geist beweglich hält - und uns damit lebendig und kraftvoll macht, das ist nach chinesischer Medizinlehre „Qi". Oder vereinfacht gesagt unsere Lebensenergie, auch als Atem, Dampf oder Nebel bezeichnet. Näher betrachtet ist dieses geheimnisvolle Qi gar nicht mehr so geheimnisvoll. Es wird uns von unseren Eltern mitgegeben, als sogenanntes Ursprungs-Qi, und wir gewinnen es auch selbst aus unserer Nahrung und Atmung. Und so, wie wir uns mit einer guten Mahlzeit oder einem nahrhaften Snack und auch Wasser oder anderen Getränken täglich stärken können, so verhelfen uns Atemübungen, Körperhaltung und Bewegung sowie stille oder bewegte Meditation zu mehr Energie, also Qi.

Gong schließlich bedeutet Übung - sei diese still oder bewegt und äußerlich sichtbar oder nur innerlich fühlbar. Und so stärken wir uns also, indem wir „Qi Gong spielen", wie es meine erste, chinesische, Tai Chi-Lehrerin Weixing Wang an der Volkshochschule in Köln-Deutz Mitte der 90er-Jahre im Kurs stets formuliert hat. Mit Qigong lösen und entspannen wir Muskeln und Gelenke, können unseren Körper kräftigen und besser mit Nährstoffen und Sauerstoff versorgen. Und wir können lernen, unseren Atem als Werkzeug zu nutzen, mit dem wir uns auch im Alltag beruhigen oder aktivieren können.

Ein wichtiges Übungsziel im Qigong ist es, im Kopf still zu werden, im Herzen leer und uns im Unterbauch zu verankern. Durch das Absenken unserer Energie und Aufmerksamkeit, das Lösen von Spannungen und das Vertiefen unseres Atems wirken wir dem entgegen, was chinesische Mediziner als „oben voll, unten leer" charakterisieren und als eine Art Stresssyndrom betrachten. Reagieren wir gestresst, lösen die dadurch ausgeschütteten Hormone und Nervenimpulse eine für unseren Alltag meist nicht benötigte Kaskade im Körper aus - eine Fehlregulation, die ihren Ausdruck dann nicht selten in andauernden Muskelverspannungen, zu wenig oder wenig erholsamem Schlaf, zu vielen Sorgen und zahlreichen Zipperlein oder gar Erkrankungen und Unwohlseinszuständen findet.

Qigong kann helfen, diesen Zustand zu lindern – oder zumindest deutlich zu verbessern, jeden Tag neu. Schon mein erster Kurs in der 24er-Pekingform Taijiquan (Tai Chi Ch'uan) Mitte der 90er-Jahre half mir, meine Nackenschmerzen loszuwerden. Ich kann seither besser schlafen und habe es leichter, mich zu konzentrieren und aufmerksam darauf zu achten, was gerade ansteht – beides hilft, den Stress im Leben deutlich zu reduzieren. Wie das Wetter oder auch die Weltlage ist, belastet mich heute weniger als früher. Mein inneres Wetter – meine Gefühlslage und Versorgung mit Kraft und Antrieb – kann angenehm sein, auch wenn es äußerlich stürmt oder regnet, der Zeitdruck steigt oder auch mal etwas schiefgeht. Es lässt sich ausgleichen.

Vermutlich haben Sie dieses Buch in die Hand genommen mit dem Wunsch nach Ruhe und innerem Frieden oder einem gewissen Ausgleich eines vielleicht unruhig oder als stressig empfundenen Alltags. Dann geht es Ihnen wie den allermeisten Übenden. Dieses Buch bietet eine Auswahl an illustrierten Anleitungen für stille und bewegte Qigong-Übungen, die Gesundheit fördern und helfen können, in Balance zu kommen.

Liu Han Wen, der Begründer des Chan Mi Qigong, soll gesagt haben: „Will man die Wahrheit erfahren, die sich hinter Qigong verbirgt, sollte man es praktizieren."

Dazu möchte ich Sie mit diesem Buch ganz herzlich einladen.

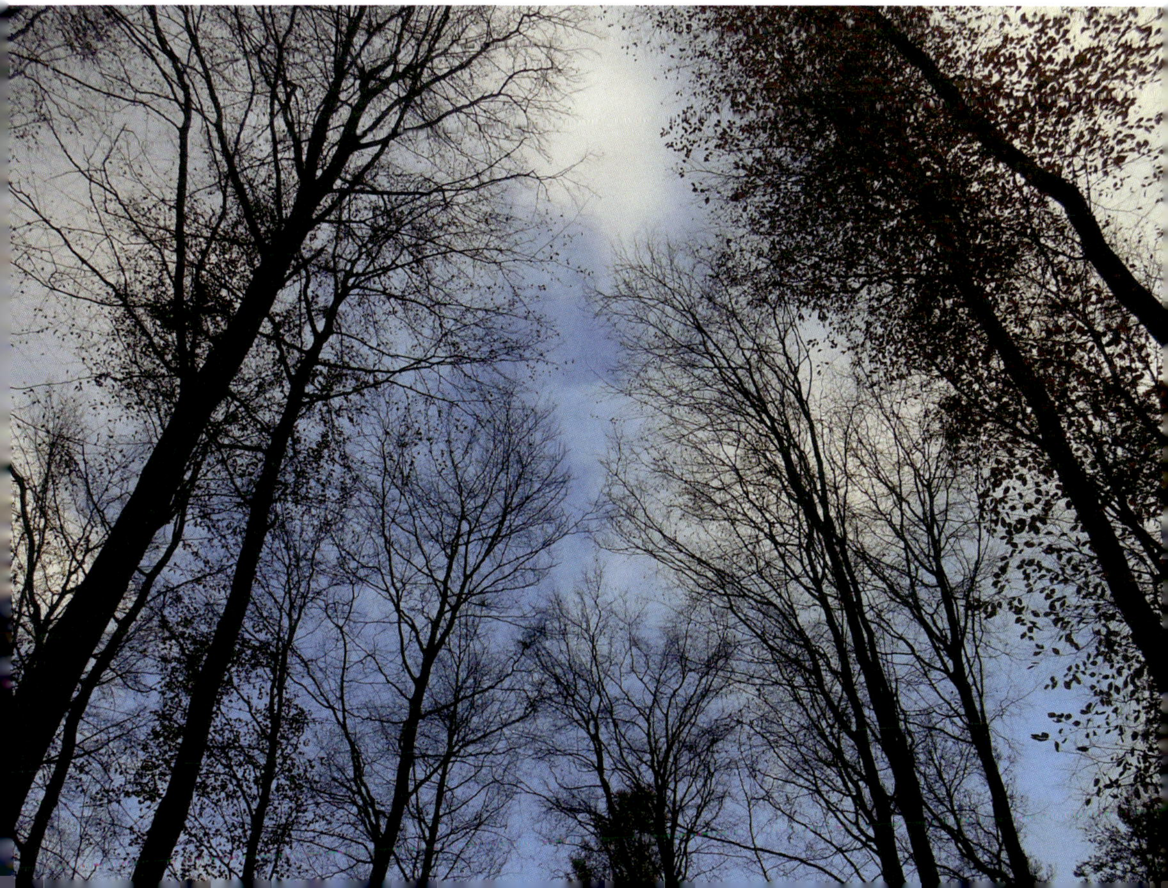

So nutzen Sie dieses Buch

Teil 1 Was ist Qigong?

Dieser Teil führt Sie in die grundlegenden Begriffe aus der Welt des Qigong ein. Sie erfahren, welche Arten von Qigong es gibt und wie diese wirken und bekommen die für das Üben wichtigen Prinzipien erklärt.

Teil 2 So üben Sie richtig

In diesem Teil des Buches erfahren Sie, worauf bei Körperhaltung, Atmung und Übungsweise zu achten ist, damit diese auf die gewünschte, Ihrem Wohlbefinden zuträgliche, Weise wirken kann.

Teil 3 Qigong-Übungen für den Alltag

Ich erkläre und zeige in diesem Teil des Buchs Übungen und Übungsfolgen. Manche eignen sich gut zum Lockern, andere helfen, Kraft aufzubauen oder den Körper zu dehnen. Am besten probieren Sie die Übungen aus und üben dann auch eine Weile ein, was Ihnen gefällt.

Teil 4 Was ist Qigong? Vertiefende Hintergründe

In diesem Teil des Buchs erfahren Sie vertiefende Hintergründe und nicht direkt übungsrelevante Begriffe aus der Welt des Qigong, die aber ebenfalls interessant und auch gebräuchlich sind.

Tipp: Planen Sie ein, was Ihnen guttut. Üben Sie aus einer friedlichen Haltung heraus. Wenn Sie möchten, springen Sie gleich zum praktischen Teil, um zunächst durch das praktische Tun ein wenig Erfahrung zu sammeln – dadurch werden Sie die dahinterliegende Theorie besser verstehen. Die Angaben zu Konzepten und Prinzipien können Sie als Handbuch nutzen, auf das Sie jederzeit zugreifen können.

Wichtig: Sie können mit diesem Buch einen Zugang zu der vielschichtigen Materie Qigong finden. Besser ist es natürlich, wenn Sie sich von einer Lehrkraft durch den Lernprozess führen lassen. Wenn Sie bereits Qigong lernen und üben, können Sie dieses Buch für eine Erweiterung oder Vertiefung einzelner Aspekte nutzen.

Bitte: Lassen Sie sich beraten, wenn Sie schwanger sind oder eine akute, entzündliche Erkrankung des Halte-Stützapparats haben, insbesondere der Gelenke oder wenn Sie zuvor operiert worden sind. Leiden Sie unter Schmerzen, lassen Sie die Ursache abklären. Rat suchen sollten Sie auch, wenn Sie psychisch nicht gut belastbar sind oder eine psychische, mentale oder neurologische Erkrankung haben oder wenn Sie starke Medikamente einnehmen, insbesondere Psychopharmaka, ebenso bei Alkohol- oder Drogengebrauch.

Warnung: Qigong ist eine vergleichsweise sichere Methode. Aber sie kann neben erwünschten Wirkungen auch unerwünschte Nebenwirkungen haben. In China kennt man sogenannte Qigong-Krisen. Diese entstehen fast ausschließlich durch falsche oder exzessive Praxis. Bleiben Sie bitte bei den Übungsanweisungen. Und gehen Sie Schritt für Schritt vor – so wie Sie sich auch im Fitnessstudio nicht gleich als Anfänger sofort die 25-Kilo-Hanteln auflasten werden, sollten Sie auch Ihr Qigong ein wenig dosieren.

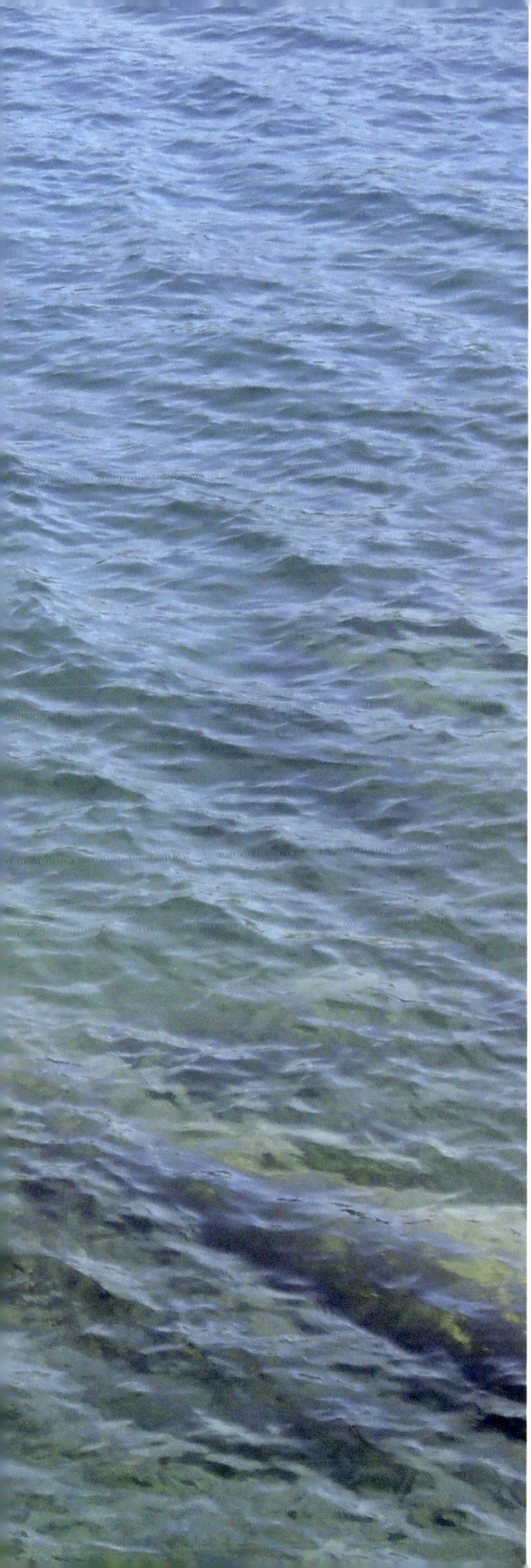

TEIL 1

Was ist Qigong?

„Will man die Wahrheit erfahren, die sich hinter Qigong verbirgt, sollte man es praktizieren."

(Liu Han Wen)

Qigong ist hierzulande längst nicht mehr ganz unbekannt. Viele Menschen wissen zumindest, dass es irgendetwas mit Konzentration und Atmung zu tun hat, manche nennen auf Nachfrage auch Kampfkunst. Tatsächlich gehören zur Qigong-Praxis Atemübungen, Körper- und Bewegungsübungen, Konzentrationsübungen und auch äußerlich still ausgeführte Meditationsübungen, und manches Qigong kommt aus einer der zahlreichen asiatischen Kampfkunst-Traditionen. Qigong-Übungen sollen der Harmonisierung und Regulierung des Qi-Flusses im Körper dienen, die Gesundheit verbessern und auch zu mehr Kraft verhelfen – und natürlich zu mehr Entspannung.

Der Begriff Qigong

氣

Qi

米

Reis

气

Dampf

Der chinesische Begriff Qigong umfasst zwei Worte: Qi (gesprochen tschi) wird üblicherweise übersetzt mit Lebensenergie, Lebenskraft, auch Atem. Das chinesische Zeichen für Qi setzt sich aus den Radikalen für „Reis" und „Dampf" zusammen und zeigt uns damit auch schon den Weg, auf dem wir unser erworbenes Qi aufnehmen: durch Nahrung (Reis) und Atem (Dampf). Wir sollten also gesund essen und trinken und – zum Beispiel mit Qigong – unsere Fähigkeit zu atmen verbessern.

功

Gong

Gong wiederum bedeutet Arbeit, Übung. Die wichtigste davon: zur Ruhe kommen.

氣功

QiGong

Fühlen wir uns im Alltag mal überspannt und ausgepowert, kann eine kurze stille oder bewegte Meditation helfen, uns zu stärken. In anderen Augenblicken brauchen wir vielleicht eine lösende oder kräftigende Qigong-Übung, die uns erfrischt und auf sanfte Weise Kraft schenkt. Qigong löst Blockaden in Muskulatur und Gelenken, steigert die Durchblutung und verbessert unsere Sauerstoffversorgung.

Qigong ist mehr als Gymnastik und Atmung. Mit Qigong regulieren wir uns gleich fünffach

Die fünffache Regulation Wu Tiao

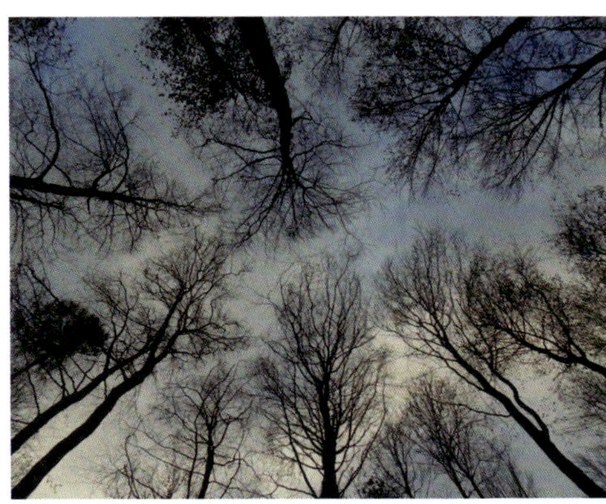

Mit unseren Qigong-Übungen wollen wir uns gerne ausgleichen. Genau genommen erzielen wir eine fünffache Regulation – Wu Tiao. Diese umfasst Körper, Atem, Geist, Bewusstsein und Qi. Ob nun mit äußerlich stillen oder bewegten Übungen – diese gleich fünffache Regulation geschieht unwillkürlich und simultan. Die beschriebene Lehraussage über die fünffache Regulation durch Qigong ist also beschreibender Art. Diese Regulation findet unentwegt statt, auch wenn Sie abends auf dem Sofa sitzen und einen Krimi schauen. Auch dann regulieren wir Körper, Atem, Geist, Bewusstsein und auch Qi – nur eben auf nicht ganz so gedeihliche Weise, wie in aller Regel mit Qigong. Auch bei der Arbeit, im Auto, an der Kasse im Supermarkt und natürlich bei freudigen Aktivitäten wie etwa im Kreis unserer Lieben, Familie und Freunden, beim Schnuppern an einer Blume oder einem guten Essen regulieren wir uns fünffach.

Diese Regulierung auf materieller Ebene wie dem Körper und immaterieller wie dem Geist, unserem Bewusstsein und auch unserem Qi, findet nicht nacheinander oder einander quasi freischaltend statt, sondern simultan und auch in einem Wechselspiel.

Zur Regulation des Körpers gehört die korrekte Körperhaltung, das richtige Verhältnis von Anspannung und Entspannung, und die natürliche (Ziran = Natürlichkeit) und dabei aber korrekte Ausführung der jeweiligen Übung, sei sie still oder bewegt. Mit einer Atemmethode regulieren wir, wie wir atmen - und gleichzeitig auch unseren Geist. Dabei umfasst der chinesische Begriff hierfür, Tiao Shén, geistige Funktionen wie Konzentrationsfähigkeit und Aufmerksamkeit, aber auch Atmosphäre oder etwa Stimmung. Tiao Qi ist die Regulation unserer Energie. Wir stärken, kontrollieren und kultivieren also mit der Übung unseren Energiefluss. Diese Regulierung unseres Bewusstseins, Tiao Xin, was wörtlich „Regulation des Herzens" bedeutet, wirkt quasi wieder zurück auf alle anderen Ebenen. Je nachdem, wo ihr Herz beim Üben gerade ist und mit welchem „Fahrstil" Sie unterwegs sind - also ob Sie sich inspiriert, entspannt oder unter Druck fühlen, werden sich auch die übrigen Ebenen anpassen. All dies wirkt zusammen. Und entsprechend können wir all dies auch beim Qigong nutzen.

Meister Jwing-Ming Yang aus Taiwan/USA hat ein schönes Bild erdacht, an das meine beiden Lehrer, Meister Gerhard und Meister Guan, zuweilen erinnern. Demzufolge ist der Körper das Schlachtfeld, der Atem die Strategie, unser Geist ist der General, das Qi die Soldaten und das Bewusstsein die Moral. Mit der Zeit und etwas Übungserfahrung können wir lernen, das simultane Wechselspiel der fünf Regulationsebenen Körper, Atem, Geist, Bewusstsein und Qi zu nutzen - und bereits mit der Atmung oder einer bestimmten Bewegung oder Körperhaltung einen Ausgleich zu erzielen, uns zu aktivieren oder uns zu beruhigen und so letztlich auch zumindest mehr nach unseren Wünschen und Zielen leben zu können.

Die drei Säulen des Qigong

Sie haben von den fünf Ebenen gelesen, die wir zugleich regulieren. Drei davon - Körper, Atem und Geist - werden auch als die drei Säulen des Qigong bezeichnet. Sie sind es, die wir im Qigong nutzen und durch Qigong auch schulen.

Je nach Ziel üben wir beim Qigong Körperhaltungen ein und entwickeln körperliche Fähigkeiten. Wir setzen den Atem im Qigong ein, um Ruhe und Entspannung oder auch Konzentration und Aufmerksamkeit zu bewirken - und verbessern dabei unsere Atemfähigkeit und vertiefen die Atmung. Unseren Geist trainieren wir darauf, präsent bei der Übung zu sein.

Ein in jeder Hinsicht aufmerksamer und dabei entspannter, friedlicher Zustand ist dabei einerseits Ziel und andererseits auch Voraussetzung fürs Qigong.

Diese Arten von Qigong gibt es

Ganz grundlegend unterscheiden wir bewegtes (Dong Gong) und stilles (Jing Gong) Qigong sowie Atemübungen (Tu Na Gong). Eine weitere gebräuchliche Weise, verschiedene Arten von Qigong zu unterscheiden, ist nach seiner Herkunft oder Tradition, etwa als buddhistisches oder daoistisches Qigong, Qigong einer Kampfkunstlinie oder medizinisches Qigong. Die verschiedenen Kampfkunstlinien, Familienstile wie etwa im Taijiquan (Tai Chi) die Stile der Chen- oder Yang-Familie sowie die verschiedenen religiösen oder philosophischen Linien, also Schulen oder auch Traditionen, umfassen jeweils stille wie auch bewegte Übungen und Atemtechniken. Diese variieren mehr oder weniger stark, besitzen aber einige grundlegende Gemeinsamkeiten.

Qigong als Teil der chinesischen Medizin

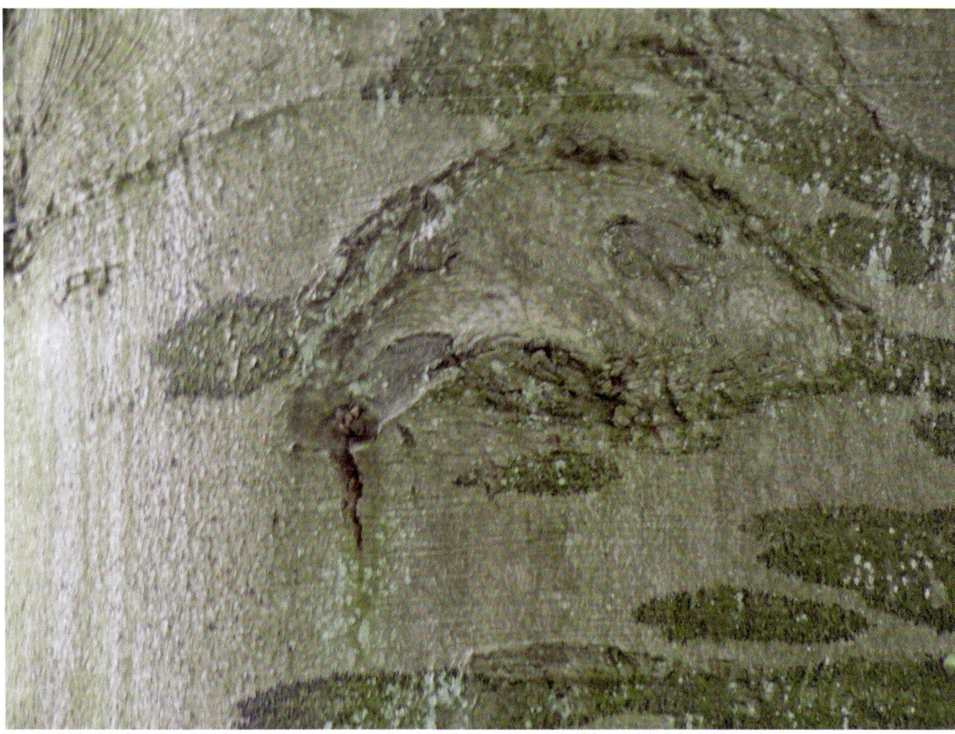

Einer Legende zufolge wurden chinesische Mediziner nicht mehr bezahlt, sobald ihre Patienten krank geworden sind, Geld gab es demnach nur, solange der Patient gesund blieb.

Das ist natürlich ein Mythos ohne historische Grundlage. Chinesische Medizinerinnen und Mediziner wurden und werden ganz regulär bezahlt, wie heutige und auch hiesige Ärztinnen und Ärzte auch. Und so wie hierzulande auch, können sie in ihrer eigenen Praxis arbeiten oder in einer Klinik oder oftmals auch einer chinesischen Apotheke. Fakt ist: Qigong ist ein wichtiger Bestandteil der daoistischen Medizin (TCM = Traditionelle Chinesische Medizin). Laut Fachverband für Chinesische Medizin (AGTCM) ist Qigong eine der fünf Säulen der Chinesischen Medizin. Diese sind außerdem:

» Akupunktur

Akupunktur als Teil der Traditionellen Chinesischen Medizin (TCM) ist eine seit mehr als 2000 Jahren bewährte medizinische Heilweise, die durch das Behandeln spezifischer Punkte mit hauchfeinen Nadeln Energieströme tonisieren oder sedieren und so die körpereigenen Heilungskräfte aktivieren und die Gesundheit so erhalten oder wiederherstellen soll.

» Ernährungstherapie

Eine individuell abgestimmte Ernährung gilt als Grundlage für die Überwindung bestehender und Vermeidung zukünftiger Erkrankungen. „Erst wenn die Ernährungstherapie keine Heilung bringt, sind Arzneimittel einzusetzen", hat der berühmte chinesische Arzt Sun Simiao um 652 nach unserer Zeitrechnung in seinen „Rezepturen, die Tausend Goldstücke wert sind" geschrieben.

» Arznei- und Heilkräutertherapie

Auch die chinesische Medizin kennt eine Arzneimitteltherapie auf Kräuterbasis. Seit über 2000 Jahren werden hier Pflanzenteile wie Wurzeln, Rinden, Blüten, Stengel und Blätter sowie Mineralien und auch tierische Produkte wegen ihrer Heilwirkung eingesetzt: als

DIE HAUPTMERIDIANE

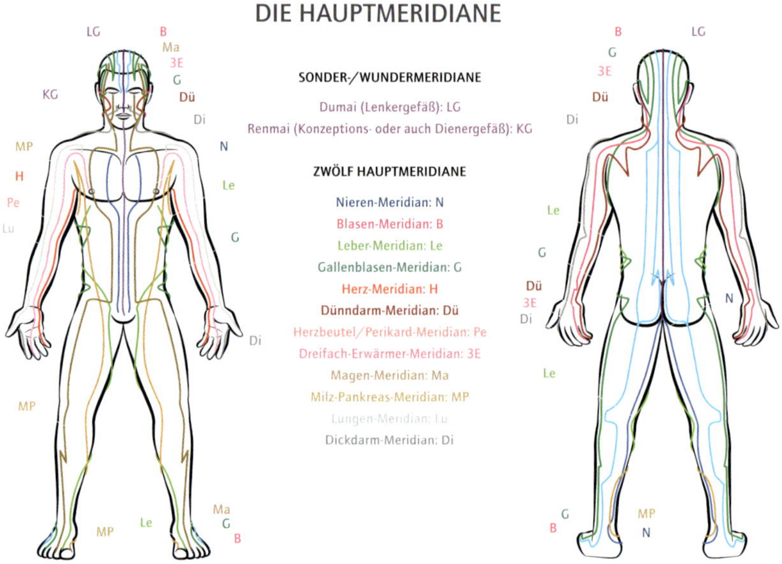

Teemischungen, Tinkturen, Öle oder auch Salben und Balsame. Auch viele unserer westlichen Medikamente basieren auf Pflanzenbestandteilen.

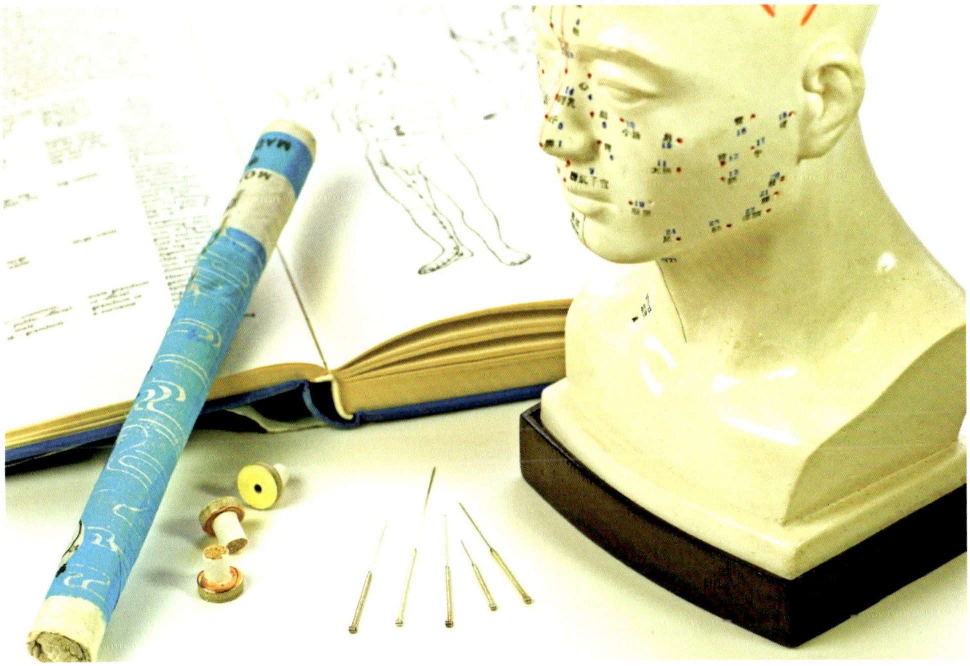

» Tuina

Bei der Massagekunst der Traditionellen Chinesischen Medizin werden die Meridiane des Leitbahnsystems, Akupunkturpunkte sowie auch Muskeln und Gelenke behandelt. Die energetische Tuina-Massage regt die Qi- und Blutzirkulation im Körper an.

Ähnlich wie die Ernährung, wird auch Qigong in aller Regel präventiv eingesetzt, also zur Gesunderhaltung, aber durchaus auch – auch hierzulande – in der Rehabilitation.

Im Klassiker der chinesischen Medizin, dem Huangdi Neijing (auf Deutsch: „Der Gelbe Kaiser. Das Grundlagenwerk der Traditionellen Chinesischen Medizin") heißt es:

„Man muss die Lebensessenz atmen, seine Atmung regulieren, um seinen Geist zu schützen, und die Muskeln entspannt lassen ... Diejenigen, die an Kreuzschmerzen leiden, sollen folgende Übung machen, um von ihrer Krankheit geheilt zu werden: Aufrecht stehend, mit dem Gesicht nach Süden, morgens bei Tagesanbruch siebenmal einatmen, ohne an etwas anderes zu denken."

Qi ist einer von drei Energiezuständen

Qi wirkt für unser hiesiges, westliches Verständnis zunächst etwas unverständlich oder gar mysteriös. Es scheint auch zuweilen nicht ganz klar, ob es das überhaupt gibt, dieses Qi.

Wenn es darum geht, zu ergründen, was Qi ist, versuchen wir uns an dem uns unbekannt scheinenden Konzept oft erst einmal mit einer Festlegung dessen, was es nicht ist. Qi ist nicht Blut oder Durchblutung. Blut ist Xue und wird nach chinesisch medizinischer Anschauung zwar von Qi bewegt, ist aber nicht identisch damit. Qi ist auch nicht die Übertragung von Nervenimpulsen. Die Meridiane, in denen unser Qi zirkuliert, sind also weder unsere Blutgefäße, noch die Nervenverbindungen - und mit unserer anatomischen Herangehensweise generell offenbar schwer dingfest zu machen.

Vor einigen Jahren gelang es Wissenschaftlern, in Computertomographieaufnahmen (CT) Ansammlungen von so etwas wie elektromagnetischen Strömungen an Stellen im oder auf dem Körper sichtbar zu machen, die aus den Akupunkturkarten der TCM als Akupunkturpunkte seit Jahrtausenden bekannt sind. Stimmen oder bestätigen sich die Berichte in weiteren Studien, könnte Qi also vielleicht so etwas wie unsere elektromagnetische Energie sein - so wie auch die Erde, unser Planet, selbst elektromagnetische oder magnetische Energieströme aufweisen soll. Zumindest ist mittlerweile wohl erwiesen, dass Zugvögel, Rotkehlchen oder auch beispielsweise Füchse einen Magnetsinn besitzen und sich damit orientieren. Die Fähigkeit, das Magnetfeld der Erde wahrzunehmen, wurde bei mehreren Dutzend Arten festgestellt: Rotkehlchen, Dorngrasmücken, Haustauben, Ameisen und Termiten, Wespen und Honigbienen, Feldmaikäfern, diversen Weichtieren, Krebstieren, Amphibien und Reptilien sowie auch europäischen Aalen und Lachsen, aber auch Waldmäusen, Goldhamstern, Hauspferden und anderen Säugetieren.

Einen wissenschaftlich anerkannten letzten Beweis für die Existenz von Qi als Materie oder physikalisch messbarer Kraft sowie dessen Beschaffenheit, der unseren wissenschaftlichen Standards genügt, gibt es meines Wissens bislang nicht.

Ein Stück weit bleibt Qi also Spekulation. Ob wir Qi nun als Energie und Lebenskraft verstehen, als elektromagnetische Kraft: dass es existiert, dem können wir mit jeder Mahlzeit, jedem Atemzug und jedem Schluck Wasser von Neuem nachspüren - ohne uns dafür weiter um das Konzept kümmern zu müssen.

Was immer Qi im wissenschaftlichen Sinne auch sein mag - wie wir Qi gewinnen, ist nach chinesisch medizinischer Auffassung klar: zunächst einmal mit der Geburt, von unseren Eltern. Speicherort für dieses Yuan- oder auch Ursprungs-Qi sind die Nieren. Zu unserem erworbenen Qi kommen wir über unsere Atmung und Nahrung. Mit Qigong können wir unser Qi bewahren und nähren.

Und das ist auch hilfreich, denn natürlich verbrauchen wir Qi im Lauf unseres täglichen Lebens auch: durch Bewegung sowie durch Denken und Fühlen.

San Bao – die drei Schätze

Der Weg schuf die Einheit,
Einheit schuf Zweiheit
Zweiheit schuf Dreiheit
Dreiheit schuf die zehntausend Wesen.
Die zehntausend Wesen
Tragen das dunkle Yin auf dem Rücken,
Das lichte Yang in den Armen.
Der Atem des Leeren macht ihren Einklang.
(aus: Tao Te King (Dao De Jing) von Lao Tse (Laozi), übersetzt von Günter Debon, Reclam)

Die Zahl Drei hat im Chinesischen eine besondere symbolische Bedeutung. Ein Grund dürfte – wie so oft in der chinesischen Zahlenmythologie – sein, dass das Zahlwort eine gewisse Wortähnlichkeit zu einem als glückbringend geltenden Wort hat: So wird die „drei" san ausgesprochen, was dem cái in fācái (Geld bekommen) ähnelt. Grund genug, sie für glückbringend zu halten.

Tore werden in ganz China gerne mit drei Torbögen gebaut. In der daoistischen Kosmologie und auch der konfuzianischen Philosophie ist die Triade Himmel, Erde und Mensch von Bedeutung, bei der Himmel mit Yang assoziiert wird, Erde mit Yin und der Mensch beide Gegensätze in sich vereint und in einen Ausgleich bringt. Und wie im deutschen Volksmund aller guten Dinge drei sind oder nach christlicher Vorstellung der allmächtige Gott dreifaltig ist (der Vater, der Sohn und der Heilige Geist), so finden sich nach daoistischer Auffassung auf allen Ebenen unseres Daseins je drei Schätze (San Bao)

Die drei himmlischen Schätze sind nach daoistischer Vorstellung Sonne, Mond und Sterne – die Daoisten beispielsweise der Drachentorschule (Longmen Pai) auch in Qigong-Übungen nutzen.

Als die drei allgemeinen Schätze gelten Genügsamkeit, Liebe/Mitgefühl und Verzicht auf Ruhm. Auch diese drei Schätze halten uns gesund und in Balance.

Unsere äußeren drei Schätze sind Augen, Mund und Ohren. Gut, wenn wir diese auf förderliche Weise einsetzen – und darauf achten, was wir sehen, hören und sagen.

Die menschlichen drei Schätze sind Jing, Qi und Shen. Sie können als die drei Aggregatzustände unserer Energie gesehen werden – es gibt also nicht nur Qi.

Auch die kosmischen drei Schätze sind zu nennen: das kosmische Jing, das kosmische (auch Ursprungs- bzw. Yuan-) Qi und kosmisches Shen. Für diese Ebene fehlen uns aber letztlich die Messmethoden. Und auch Worten erschließt sich diese Ebene der San Bao nicht mehr so leicht.

Das Dao, über das man sprechen kann, ist nicht das ewige Dao,
der Name, der sich nennen lässt, ist nicht der wirkliche Name.
„Nichtsein" nenne ich den Anfang von Himmel und Erde,
„Sein" nenne ich die Mutter jedes Wesens.
(aus: Laotse, tao te king, Übersetzung von Richard Wilhelm)

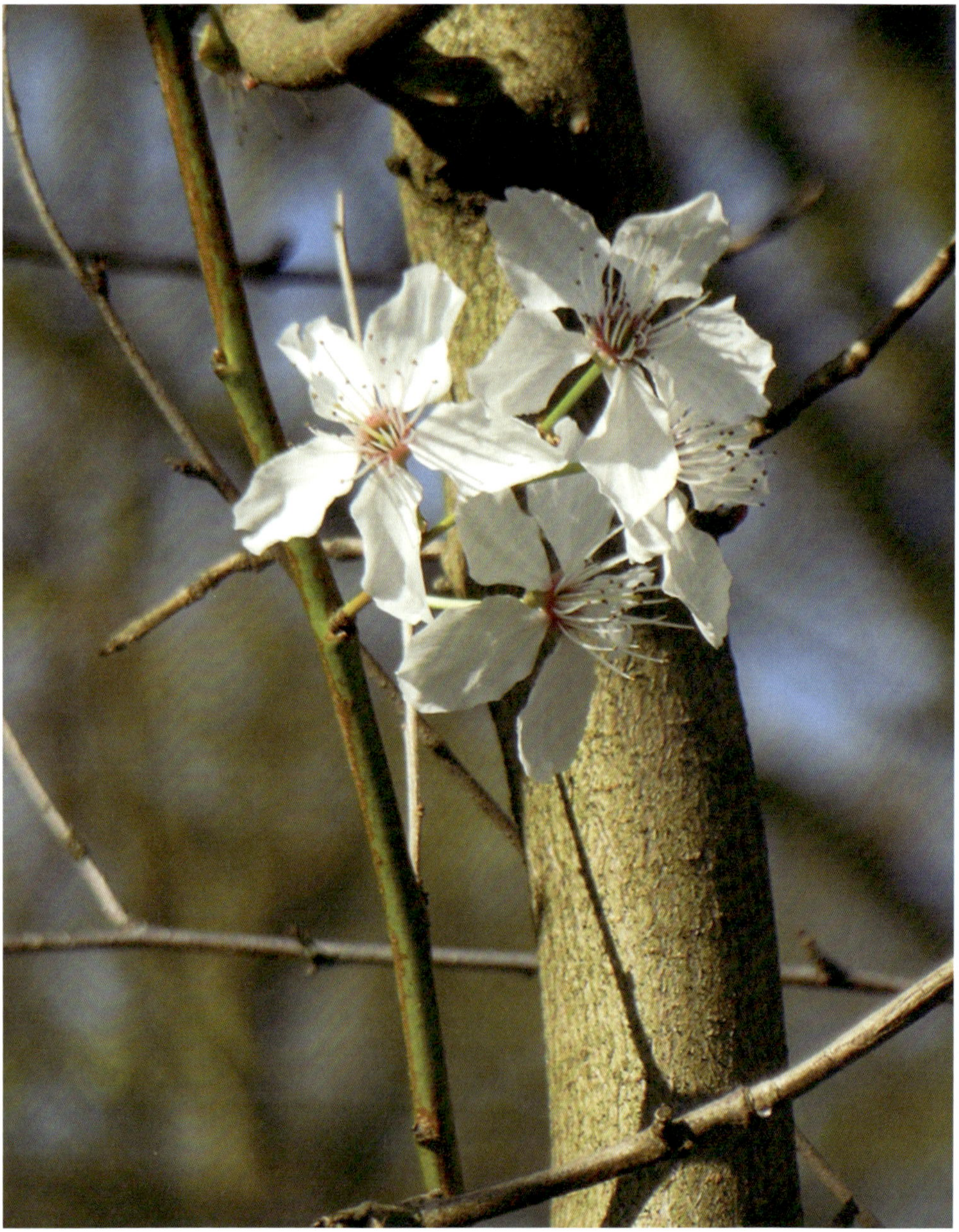

Jing, Qi und Shen – drei Aggregatzustände unserer Energie

Auf der menschlichen Ebene können wir die drei Schätze Jing, Qi und Shen als drei Aggregatzustände unserer Energie verstehen, von denen Qi also nur einer ist. Physikalisch gesprochen wäre Jing Eis, Qi Wasser - es fließt - und Shen der flüchtige Dampf. Wir können sie auch als drei Körper betrachten. Auf der Ebene unseres physischen Körpers wäre Jing alle Arten von Fluiden, auch der Drüsen, also sämtliche Körperflüssigkeiten. Auf der Qi-Ebene, die man auch als unseren Energie-Körper bezeichnet, kennen wir uns hierzulande schon weniger aus: hier sind Wärme, Abstrahlung, elektromagnetische Ströme zu nennen, manche sagen Aura. Auf der Shen-Ebene wären wir bei dem, was manche als Bewusstseins-Körper bezeichnen und womit wir uns hierzulande am ehesten religiös-spirituell oder auch psychotherapeutisch sowie auch literarisch oder wissenschaftlich befassen, unserem Geist.

» Unser physischer Körper: Jing

Jing wird auch als Essenz oder Lebensessenz bezeichnet. Es ist die Energie des Wachstums, eng verbunden mit Sexualflüssigkeiten von Mann und Frau sowie dem Menstruationsblut der Frau, allen Körperflüssigkeiten sowie jeglicher Drüsentätigkeit. Mit bewegtem Qigong schmieren wir praktisch unsere Physis gut durch - und stärken so unser Jing. Wenn wir korrekt und regelmäßig üben, bilden wir mehr Speichel und Verdauungssekrete, auch mehr Gelenkflüssigkeit. Wir regen die Verdauungstätigkeit und Drüsenfunktion an und können übend womöglich auch feste körperliche Bestandteile stärken, wie Knochen, Muskeln und Sehnen.

» Unser Energiekörper: Qi

Qi transportiert und transformiert, leitet, kontrolliert und erwärmt beziehungsweise nährt uns. Es hält in Schwung, bringt alles in Bewegung und schützt uns auch. Die Meridiane, auf denen Qi nach chinesisch-medizinischer Lehre fließt, sind nicht identisch mit dem Verlauf unserer Nerven oder Blutbahnen. Es scheint Übereinstimmungen oder Parallelitäten mit unseren Faszialstrukturen zu geben. Unsere Energie strömt aber nicht nur durch unsere Energie-Leitbahnen und kann dort mittels Druck, Hitze oder mit Akupunktur beeinflusst werden, sie ist auch um uns herum, vielleicht als so etwas wie eine Aura. Qi ist überall, alles besitzt Qi.

» Unser Bewusstseinskörper: Shen

Shen ist nach daoistischer Auffassung unsere geistig-psychische Energie oder auch unser Bewusstsein. Shen verleiht die Fähigkeit, zu beobachten, zu erkennen, Schlüsse zu ziehen und eine Art Gewahrsein zu verspüren. Shen ist gemäß dem später noch zu erläuternden Konzept der fünf Wandlungsphasen Wu Xing als unser Herzgeist Shen der Feuerwandlungsphase als sogenannter Spirit zugeordnet. Als defokussierte Aufmerksamkeit unterstützt Shen unsere stillen wie bewegten Übungen und wird durch diese umgekehrt auch gestärkt.

Jing, Qi und Shen lassen sich nicht zuletzt auch den sogenannten drei Dantian zuordnen (Dantian = Elixierfeld), Speicherorten für unsere Energien im Unterbauch, dem Brust-/Herzraum und dem Kopfbereich. Die meisten Menschen haben den Kopf zu voll, sind zwischen Verlangen und Abneigung hin- und hergerissen und kommen daher nicht zur Ruhe.

Die drei Dantian – San Bao – Die drei Erwärmer

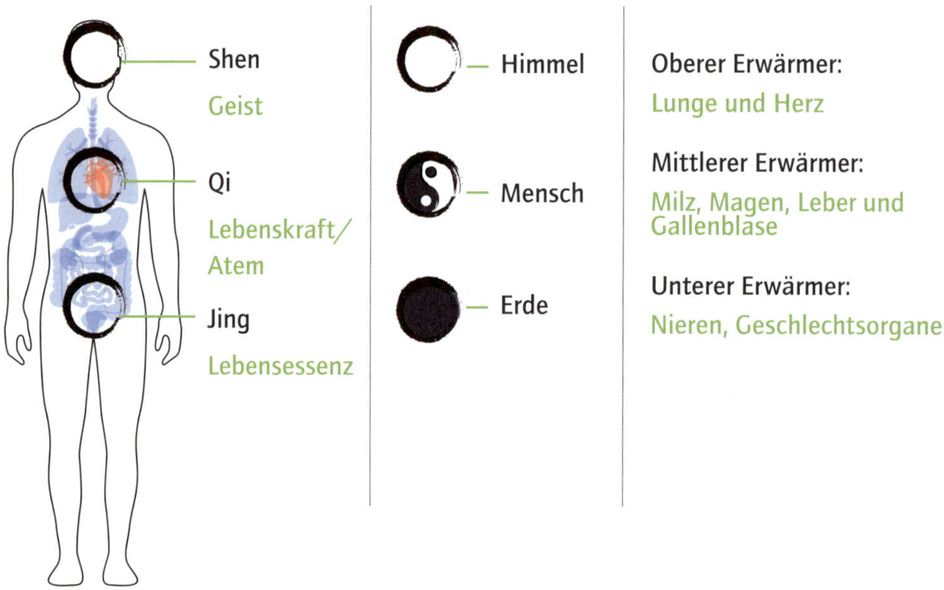
Shen
Geist
Qi
Lebenskraft/
Atem
Jing
Lebensessenz
Himmel
Mensch
Erde
Oberer Erwärmer:
Lunge und Herz
Mittlerer Erwärmer:
Milz, Magen, Leber und Gallenblase
Unterer Erwärmer:
Nieren, Geschlechtsorgane

Übermäßige Kopftätigkeit – eine wichtige Ursache von Dysbalance –, erschöpft zunächst Shen. Der gestresste Mensch atmet meist nur noch flach und schwächt somit sein Qi und schlussendlich dann auch oft Jing, also die körperliche Substanz, unsere Essenz. Wird dieser Teufelskreis nicht durchbrochen, treten irgendwann Krankheiten oder Unwohlsein auf und wir verlieren an Leistungsfähigkeit und Kraft sowie Ausdauer. Auch die menschliche Atemkapazität nimmt mit dem Alter ab – das ist aber kein unvermeidliches Naturgesetz, sondern Ausdruck und Zeichen eines degenerativen Ablaufs.

Das Absenken unserer Energie und Aufmerksamkeit in das untere Dantian (Elixierfeld) beim Üben hilft uns, uns zu regulieren. Weniger denken, mehr fühlen und beobachten – oder nennen wir es gewahr sein – und außerdem möglichst vollständig und entspannt atmen, das sind höchst hilfreiche Methoden, die wir beim Qigong einüben und auch Ziele, die wir erreichen wollen.

„Zunächst ist der Körper wie Eis im Frühling, während man praktiziert schmilzt das Eis, und es beginnt zu strömen. Eis – das ist kein Gefühl, kein Leben; während des Praktizierens beginnt ein angenehmes Gefühl des Lebendigseins."
(aus „Qigong Yangsheng" von Jiao Guorui)

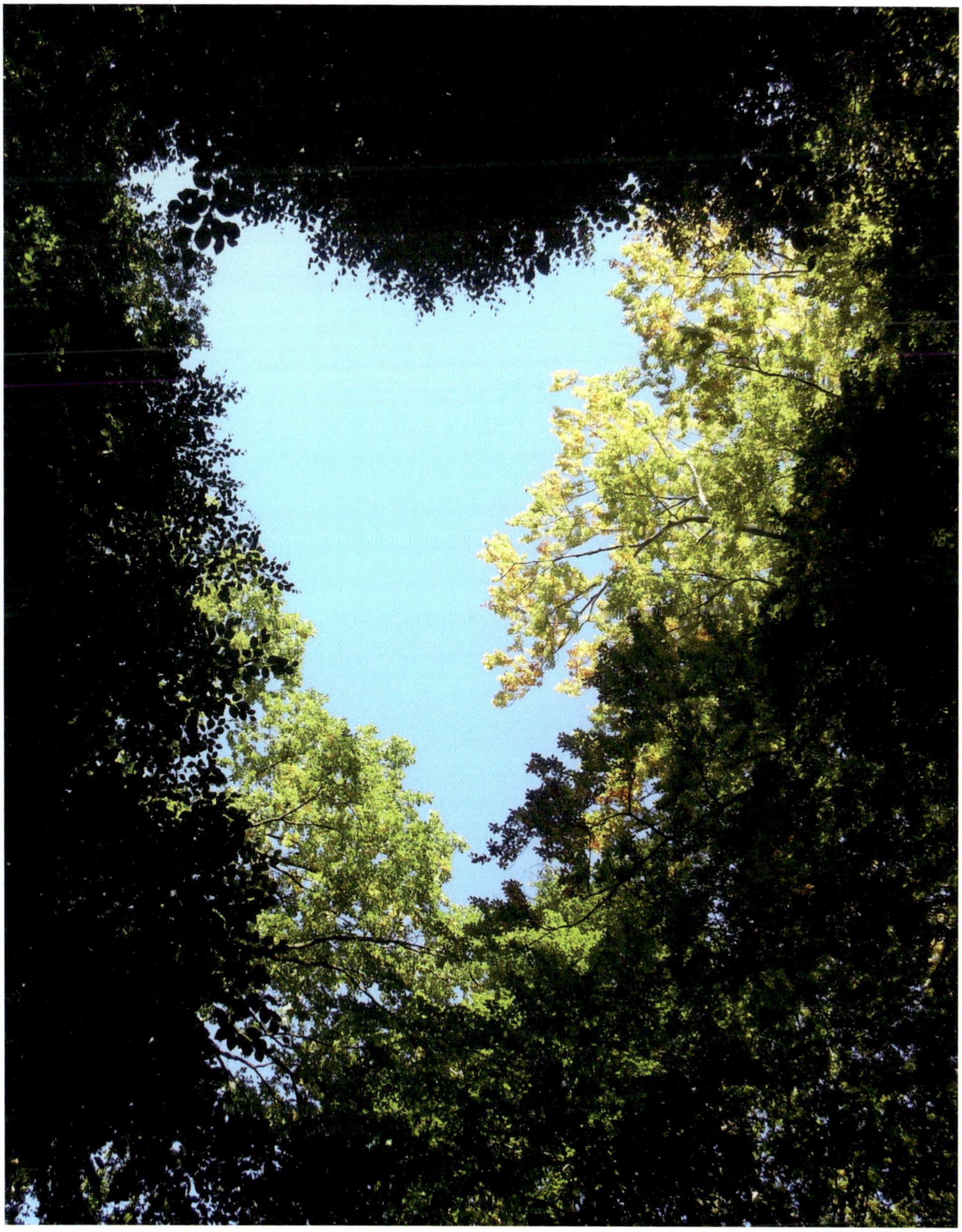

Übung: Zwei Drachen spielen mit der Perle

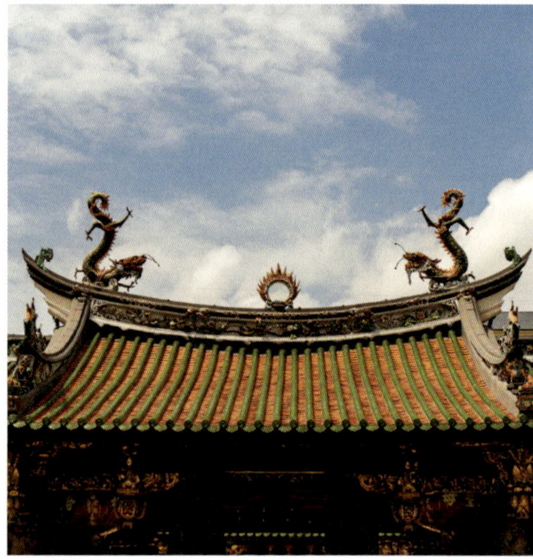

Legen Sie Ihre Hände übereinander auf den Unterbauch. Als erstes lassen Sie Ihre Hände von vorne betrachtet im und gegen den Uhrzeigersinn kreisen. Stellen Sie sich dabei vor, Sie führen innerlich eine goldene oder rot funkelnde Perle oder Kugel oder auch Sonne spiralig erst nach außen und dann wieder nach innen. Ihre Hände unterstützen die Perle, Kugel oder Sonne in ihrem spiraligen Lauf.

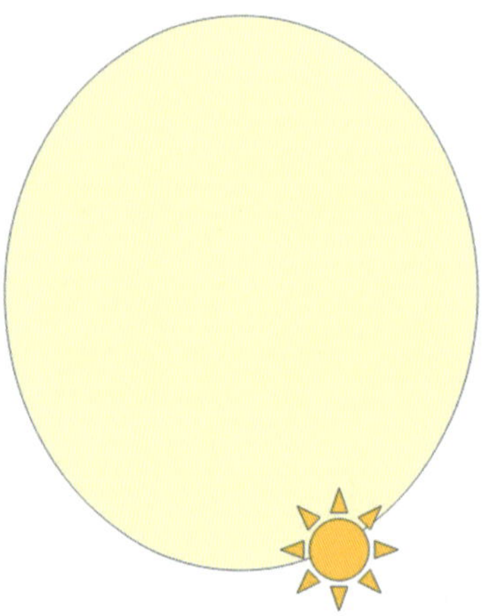

Die Zahl der Drehungen: bis zu 36-mal in jede Richtung – es gehen auch 9 oder 12 Kreise. Als Ebene, auf der Ihre Kugel kreist, können Sie sich einen aufrecht nach vorne zeigenden Teller in Ihrem Bauch vorstellen.

Für den zweiten Teil der Übung zeigt die Telleroberfläche nach oben. Sie drehen die Kugel oder Perle im Inneren Ihres Unterbauchs wieder mit Unterstützung Ihrer Hände waagerecht erst in die eine und dann in die andere Richtung kreisend. Wiederholungszahl wie zuvor.

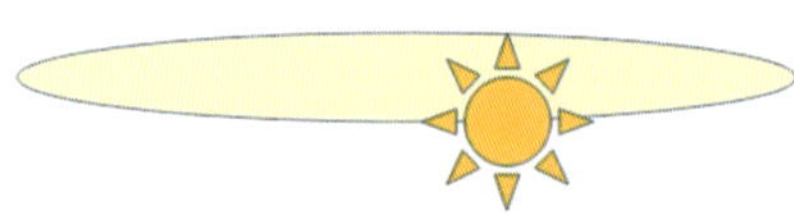

Abschließend stellen Sie den Teller wieder aufrecht und drehen ihn so, dass die Tellerkante nun nach vorne und hinten zeigt. Die Perle führen Sie also im dritten Teil der Übung nun in einem vertikalen Kreis.

Für diese dritte und letzte Runde ist die Richtung vorgegeben: Sie ziehen die Kugel, Perle oder Sonne erst vorn hoch und hinten herunter in ihre Spirallaufbahn, abschließend dann hinten hoch und vorne herunter. Die Übung nennt sich „Zwei Drachen spielen mit der Perle" – wobei wir uns unsere Hände als die beiden Drachen vorstellen können.

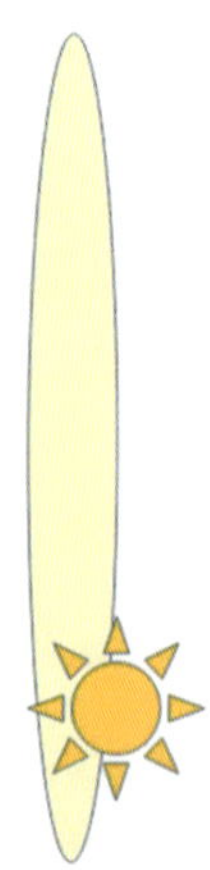

Herzaffen und Ideenpferde zügeln

Beim Üben dürfen die Gedanken kommen und gehen. Lassen Sie sie ziehen, wie Wolken und beobachten Sie sie auch so. Wir halten sie nicht fest und folgen ihnen beim Üben nicht. Kommen Gedanken, bleiben Sie ruhig und gelassen und lenken Ihre Aufmerksamkeit auf Ihren Atem und Ihre Übung zurück – so oft dies nötig ist. Das ist ein Weg, mit dem umzugehen, was Daoisten als Herzaffen und Ideenpferde bezeichnen.

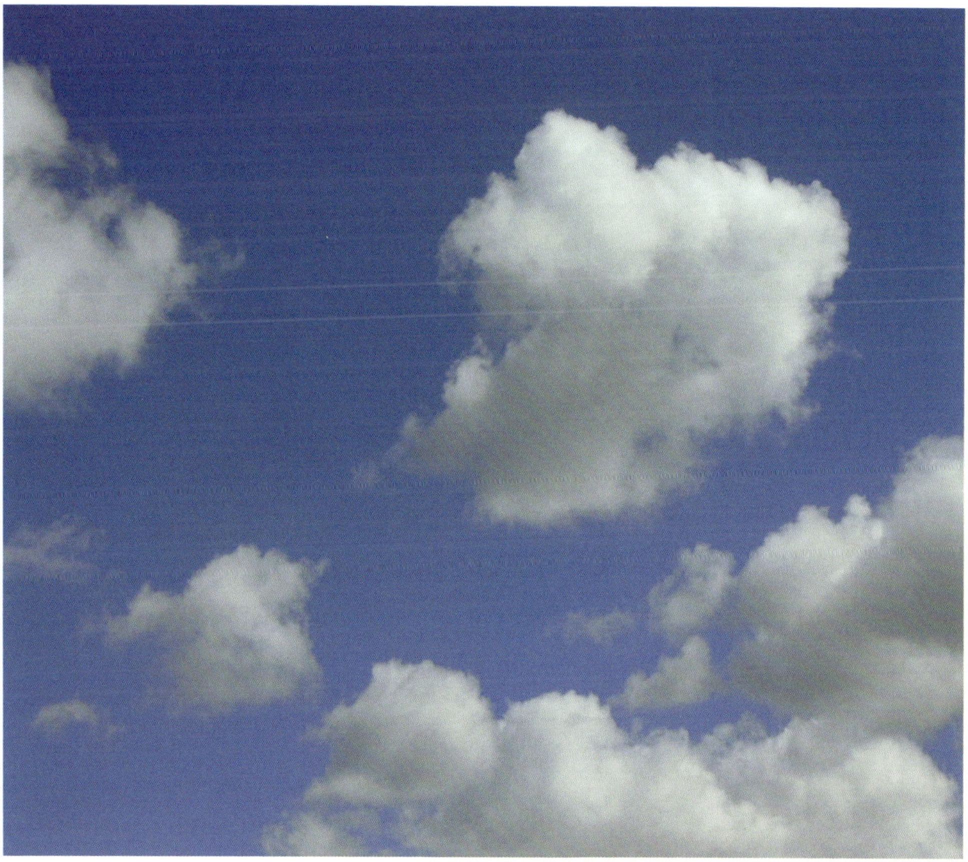

Mit dem Flow mitzufließen, bedeutet nicht, sich einfach treiben zu lassen – und so auch zum Spielball unserer Gedanken und Gefühle zu werden. Es bedeutet, aus einem ruhigen Zustand heraus zur richtigen Zeit das Richtige zu tun, die Dinge sich entwickeln zu lassen und angemessen zu handeln, dieses Konzept bezeichnen Daoisten als Wu Wei. Von Herzaffen sprechen sie mit Blick auf oft ungeklärte Energien, die unser Herz bewegen – und unsere Ruhe stören: Wünsche, Abneigungen, manche nennen es Anhaftungen. Ideenpferde sind demgegenüber unsere oft irrationalen Vorstellungen über uns, über andere, darüber wie die

Dinge sind und warum, gerade wenn wir mit unvollständigen oder auch fehlerhaften Informationen zu tun haben und umso mehr, je mehr diese uns irritieren oder beunruhigen.

Herzaffen und Ideenpferde feiern ihr Fest gerade dann, wenn wir nicht zur Ruhe kommen. Wenn unsere Energie zu weit „oben" zirkuliert - also wir zu sehr im Kopf sind und dabei womöglich auch noch viele Abneigungen und Wünsche unser Herz bewegen. Sind wir oben voll und unten leer, eskaliert auch gerne mal das sonst vielleicht eher friedliche und unspektakulärere Zusammenspiel unserer Herzaffen und Ideenpferde. Dann schwingen sich die Herzaffen den Ideenpferden auf den Rücken und gehen miteinander durch, wie es eben auch in der Natur der Pferde liegt. Spätestens dann ist es mit unserer Ruhe vorbei und je nach Lage und Temperament kommt es dann vielleicht auch mal zu Ausfällen oder gar Anfällen: von Panik, Wut oder anderem teils ausgesprochen destruktiven Stress und Verhalten. Wenn wir so unsere Ruhe verlieren und dadurch aus dem Gleichgewicht kommen, kann das uns und unseren Mitmenschen schwer zu schaffen machen.

Natürlich ist manche Sorge berechtigt und Sie sollten sich darum auch kümmern. Vielleicht hilft auch Ihnen die Vorstellung, dass Sie sie beim Üben an der Garderobe aufhängen - sie werden schon nicht wegkommen. Wenn Sie fertig sind, nehmen Sie sie einfach wieder mit.

Es geht darum, im Kopf ruhig zu werden und im Herzen still. Zu lösen, was es zu lösen gibt - im Leben wie auch bei der Übung - und sich loszulösen von dem, was wir nicht lösen können. Mir persönlich sind die Übungen des Qigong und Taijiquan eine über mittlerweile Jahrzehnte liebgewonnene Angewohnheit und Hilfe im Leben geworden. Ein Ritual, ohne ein Ritual zu sein, denn ich passe mein Übungsprogramm meinen Bedürfnissen tagtäglich an und im Unterricht auch möglichst denen meiner Schülerinnen und Schüler. Action und Einkehr haben ihren festen und dabei ausreichend flexiblen Platz.

Die Übungen können so immer mehr dann auch ein Weg werden, den Kopf ruhig und das Herz still werden zu lassen und uns - zumindest zunächst einmal - im Unterbauch zu verankern. Auch in den Füßen zu verwurzeln: wir gewinnen mit dem Einüben unseres festen Standes auf zwei oder einem Bein auch im übertragenen Sinn an Stehvermögen. So finden wir im Idealfall zur Ruhe, am Scheitel wie aufgehängt. Und dann wirft uns so schnell nichts um - wir lösen uns und lösen so dann auch unsere Probleme. Es gilt, so habe ich es von Gerhard Milbrat gelernt, neben den äußeren Milieus auch unser inneres Milieu zu verstehen und mit unseren Übungen quasi aufzuräumen - und uns so weiter zu entwickeln, statt zu verwickeln.

Geben wir unseren Gedanken den richtigen Auftrag. Mit der Übung geben wir den Herzaffen im übertragenen Sinn eine Banane - die können sich mit unserem Atem beschäftigen. Die Ideenpferde können wir ebenfalls zu für uns und unser Leben sinnvollen Aktionen antreiben.

Einem beliebten Sinnspruch folgend sind unsere eigenen - unkontrollierten - Gedanken unser ärgster Feind. Und unser engster Verbündeter. Sie gedeihlich einsetzen zu können, dabei hilft Ruhe. Und die können wir im Atem und für uns passenden Übungen finden.

Der Qigong-Kosmos

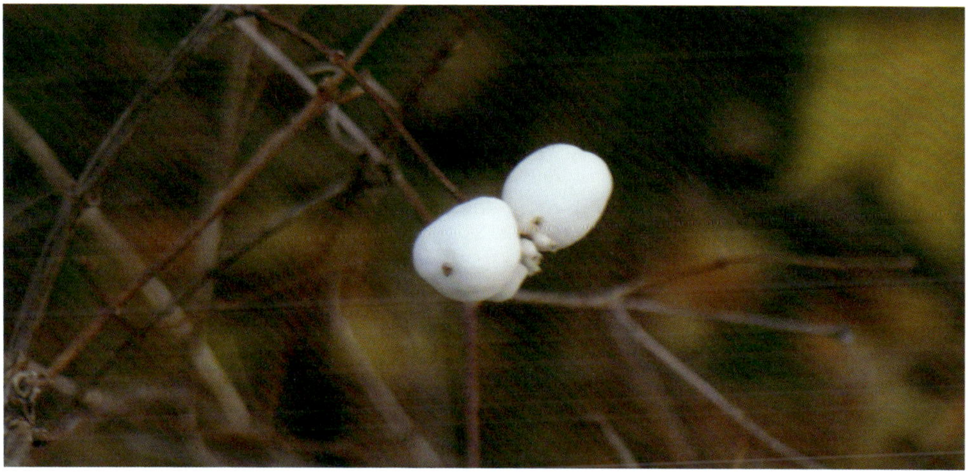

Ich persönlich übe fast ausschließlich Qigong aus daoistischer Schule und Tradition – Jing Gong, Dong Gong und Tu Na Gong, also bewegt, still und atmend, sowie Meditation, Zuo Wang. Einige der in China auch in der Gesellschaft weithin verinnerlichten Konzepte stammen aus dem Daoismus. Dao (oder nach Wade-Giles-Umschrift: Tao) wird gern mit „Der Weg" übersetzt, lässt sich aber in unserer Sprache schlecht fassen. So ist denn auch der erste Vers im Daodejing von Laozi zu verstehen: „Das Dao, das enthüllt (genannt) werden kann, ist nicht das ewige Dao" – wollen wir es beschreiben, entgleitet es uns.

Für unser Verständnis hilfreich ist für mein Gefühl ein Verständnis von Dao als einem Weg – zur Ganzheit und Einheit oder auch Natürlichkeit – oder vielleicht auch einfach Lauf – so wie Lauf der Dinge oder Lauf des Wassers.

Im Daodejing des Laozi (auch: Laotse) heißt es zwei gängigen Übersetzungen folgend:

Der WEG schuf die Einheit,
Einheit schuf Zweiheit
Zweiheit schuf Dreiheit
Dreiheit schuf die zehntausend Wesen.
(Günter Debon)

und

das Dao gebahr das eine
das eine gebahr die zweizahl
die zweizahl gebahr die dreizahl
aus der dreizahl wurde die vielzahl
(Ernst Schwarz)

In den 10.000 Dingen, der Komplexität unserer Welt, können wir uns leicht verirren oder verlieren und in Stress geraten. Und so ist uns das in der daoistischen Praxis des Übens und der Meditation angestrebte Einswerden mit dem Urgrund auch heute als Wunsch nach mehr Einfachheit und Natürlichkeit vertraut.

Für unsere Qigong-Zwecke ist aus meiner Sicht sowohl ausreichend, als auch hilfreich, uns mit zwei Prinzipien aus der daoistischen Kosmologie zu befassen, weil diese praktisch erfahrbar und damit auch nutzbar zu machen sind: mit der Harmonie der Gegensätze Yin und Yang, also Taiji, sowie mit dem Konzept der fünf Wandlungsphasen Wu Xing, das einen Einblick darein gibt, wie der Wandel sich vollzieht und auch regulieren lässt - auf einer sehr körperlichen Ebene dank der Zuordnung zu Organ- und Meridiansystemen. Den Beginn der daoistischen Kosmologie macht indes Wuji.

Wuji

Im Daoismus gibt es die Vorstellung, dass alles - der Kosmos, Galaxien, Sternensysteme und auch Organismen - eingebettet ist in feinstofflichere Wirklichkeiten als Urgrund des Daseins. Diesen Urgrund nannten die alten Meister Wuji: das Nichts, das Unendliche, die unbegrenzte Potenzialität, manche sprechen auch von grenzenloser Leere.

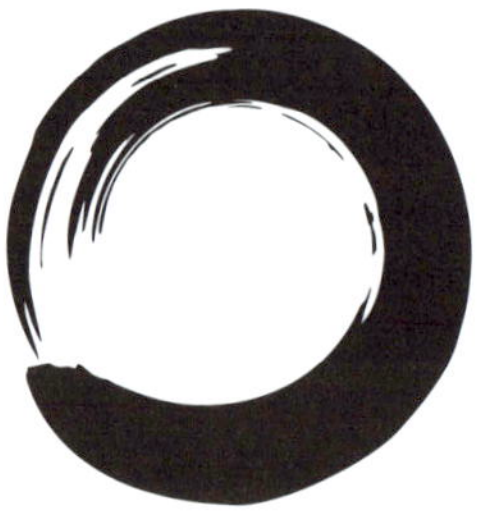

Yin und Yang – Taiji

Aus dem Einen, Wuji, erwächst der daoistischen Vorstellung zufolge Taiji, eines der grundlegendsten auch für unser Qigong nützlichen philosophischen Konzepte: von der Harmonie der Gegensätze Yin und Yang.

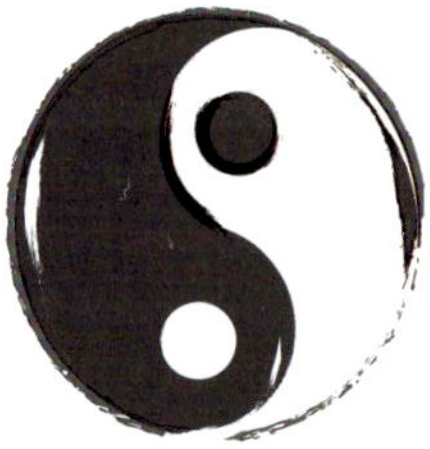

In seiner ursprünglichen Bedeutung meint Yin (schwarz) so viel wie schattige Seite oder Nebelseite eines Berges, während Yang (weiß) für die sonnenbeschienene Seite steht. Das auch hierzulande mittlerweile bekannte Yin-Yang-Symbol – im Chinesischen als Taijitu bezeichnet – verbildlicht diese Harmonie der Gegensätze, die im Gleichgewicht einander komplementär ergänzen und in sich den Keim des jeweils anderen tragen.

Taiji bedeutet soviel wie das höchste Größte, der höchste First am Dach oder auch Gipfel des Berges, an dem sich Licht und Schatten begegnen.

Wenn wir als Kind unsere Sprache lernen, lernen wir viele Begriffe in Gegensatzpaaren: Mensch und Tier, links und rechts, Essen und Trinken, davor und dahinter, drunter und drüber, eckig und rund, Tag und Nacht. Hell und dunkel, aktiv und passiv, nass und trocken, Feuer und Wasser, Himmel und Erde, Berg und See – oder auch Tal und so weiter.

„Erst seit auf Erden
Ein jeder weiß von der Schönheit des Schönen,
Gibt es die Hässlichkeit;
Erst seit ein jeder weiß von der Güte des Guten,
Gibt es das Ungute.
Wahrlich:
Sein und Nichtsein entspringen einander;
Schwer und Leicht bedingen einander;
Lang und Kurz vermessen einander;
Hoch und Tief erzwingen einander;
Die Stimme fügt sich dem Ton im Chor;
Und ein Danach folgt dem Zuvor."
(Dao De Jing, Kap. 2, übers. Debon, Reclam)

Yin und Yang sind dabei immer nur in ihrem jeweiligen Verhältnis zueinander als Gegensätze zu verstehen. Und als solche sind sie auch neutral. Eins ist also nicht besser als das andere und hier wird auch keine Gut-Böse oder Gut-Schlecht-Unterscheidung getroffen. Etwas zeugt, Yang, und etwas empfängt, Yin – ohne das eine gäbe es das andere aber nicht und umgekehrt, so einfach ist das. Die beiden gehören also als Yin und Yang schlicht stets zusammen.

Unsere Zuschreibungen für etwas als Yang oder Yin sind andererseits auch nicht absolut zu sehen, sondern stets im jeweiligen Verhältnis. Wenn wir also sagen, Yang sei weiß, der Tag, der Himmel oder die Sonne, die Aktivität, Wachheit oder das Zeugende und Yin sei schwarz, die Nacht oder der Mond, die Ruhe, die Erde oder das Empfangende und vieles mehr, so sind sie das im Verhältnis zueinander.

Wie bei unserem natürlichen Lauf von Licht und Schatten, dem Sonnenauf- und Sonnenuntergang sowie der Morgen- und Abenddämmerung dazwischen symbolisieren Yin und Yang aber nicht nur die natürlichen Gegensätze in Harmonie, sondern auch deren zyklische Wiederkehr.

Alles ist im Wandel und in allem ist ein Wandel. Wo etwas aufsteigt, wird etwas niedersinken, wo etwas nach außen drängt, zieht sich zugleich etwas nach innen zurück. Geht die Sonne hier auf, geht sie andernorts unter und auch hier später wieder. Ist oben der Himmel und der Berg, ist unten die Erde und der See.

Nach dem Gesetz der Harmonie streben die beiden Gegensätze stets zu einem dynamischen Gleichgewicht. Der Moment des höchsten Yang ist in einem solchen Taijitu-Verhältnis harmonischer Gegensatzpaare immer auch der Moment, ab dem Yin wieder zunimmt - und umgekehrt. Sind wir am Gipfel angekommen, kann es also danach nur wieder bergabwärts gehen. Steht die Sonne am höchsten, kann es danach nur wieder schattiger werden. Und so wie der Mittag das höchste Yang des Tages ist und Yin die tiefste Nacht, so ist die Sonnenwende im Sommer und Winter der längste und kürzeste Tag des Jahres und die längste Nacht.

Yin und Yang sind universell. Vom Ein- und Ausatmen bis hin zu kosmischen Zyklen ist auf einer einfachsten Ebene alles nach diesem Prinzip strukturiert - und auch dem damit verbundenen Wandel unterworfen.

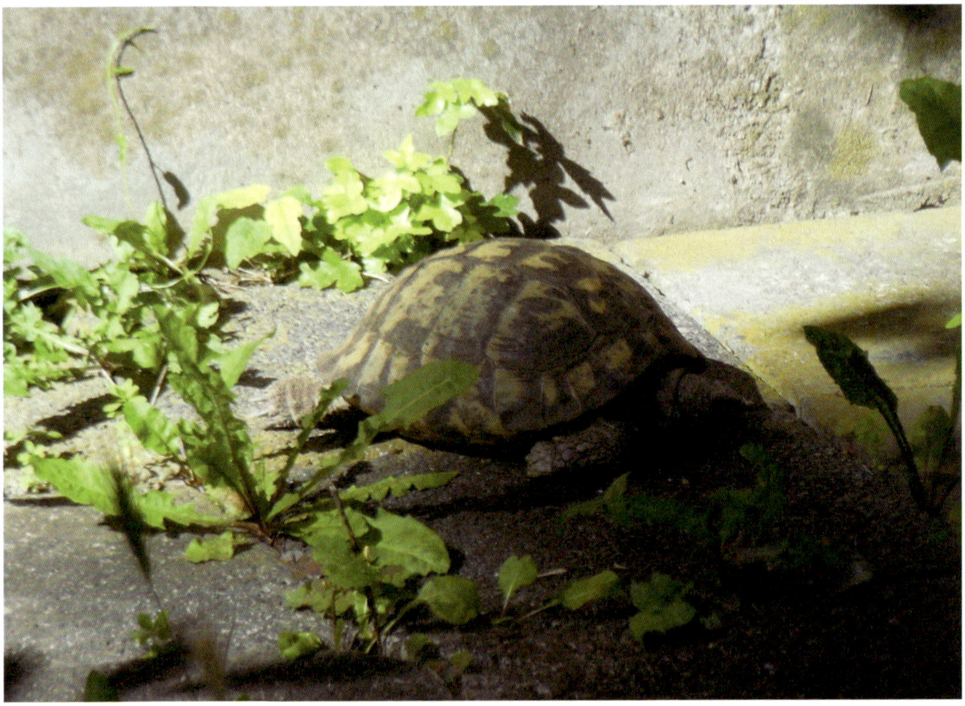

Nach Yin-Yang-Prinzipien üben

Yin und Yang zieht sich durch die chinesische Medizin, alle fünf Wandlungsphasen (Wu Xing) mit ihren Organpaaren und unser Qigong. Schauen wir uns das Taijitu, also das Symbol von Yin und Yang genauer an, sehen wir, dass es vier Phasen der beiden Gegensätze abbildet: je einen bauchigen und einen schmal zulaufenden Teil – und das Pünktchen darin, das zeigt, dass jeder Gegensatz auch ein Stückchen des jeweils anderen in sich birgt, und sei es der Moment der Umkehr.

Unser Üben vollzieht sich in Yin- und Yang-Phasen. Beispielsweise atmen wir nicht einfach nur ein und aus, sondern es gibt zwischen Einatmen und Ausatmen immer auch eine mehr oder weniger kurze Phase, in der wir nichts von beidem tun – im Moment des jeweiligen Extrems – und die dazugehört: zwei sanfte und möglichst ganz natürliche Atempausen zwischen den Atemzügen. Auch wenn wir uns bewegend öffnen und schließen, so tun wir dies nicht ruckartig, sondern es gibt dazwischen einen sich mehr oder weniger hinziehenden Moment, bevor die Bewegungsrichtungen sich umkehren. Das Gleiche gilt, wenn wir unsere Arme heben und senken oder wenn wir einen Schritt vor und zurück machen, dabei das Knie strecken oder beugen. Alles hat seine Zeit und seinen Rhythmus – und an- und abschwellende Phasen.

Übungsvorbereitung: Polarisieren

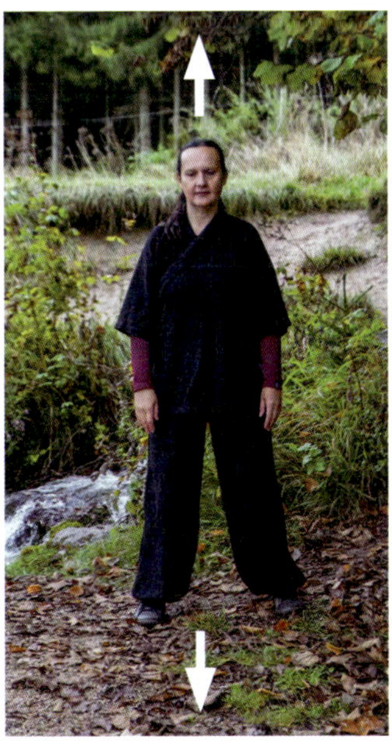

Und nach dem Yin-Yang-Prinzip funktioniert denn auch unser vielleicht wichtigster Übungsschritt noch vor Beginn jeder stillen oder bewegten Übung: Wir polarisieren.

Im Unterricht heißt es dann meist: Wir sind am Scheitel wie aufgehängt, alles andere fließt herab. Scheitel und Steißbein/Kreuzbein streben auseinander.

Wie in der Physik – denken Sie nur an eine Batterie – brauchen wir auch im Qigong zwei Pole, um Energie zu gewinnen. Zunächst einmal: oben und unten. Wichtiges Übungsprinzip: Polarisieren.

Erwähnenswert ist auch Rujing, das Eintreten in die Stille, der Zustand des Ruhigwerdens oder Stillwerdens – eine Fähigkeit und ein Prozess, den wir durch Üben erlernen und verfeinern. Dieser innerlich stille, ruhige Zustand, auf den wir später nochmal kommen, kann mit etwas Übungspraxis im Lauf der Zeit bereits mit der Vorübung eintreten.

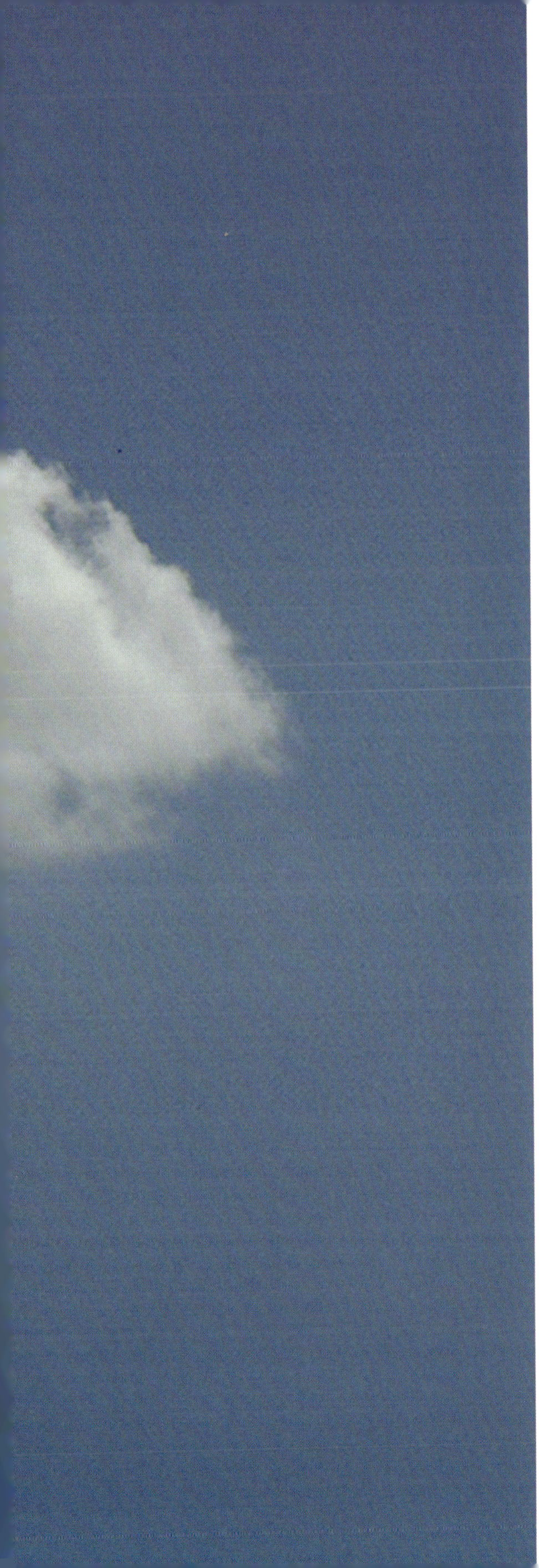

Teil 2

So üben Sie richtig

„Wir sitzen wie eine Schildkröte, gehen wie ein Kranich und schlafen wie ein Hund.“

(Daoistischer Lehrspruch)

Blättern Sie durch dieses Buch und suchen Sie sich eine Übung aus, die Sie anspricht oder interessiert. Oder fangen Sie einfach vorne an und geben jeder Übung eine Chance.

Wenn Sie eine oder mehrere Übungen finden, die Ihnen guttun, genießen Sie sie. Manche Übungen werden Sie täglich üben wollen, andere nur nach Bedarf.

Wenn Sie nicht nur für den Moment etwas von einer wohltuenden Übung haben wollen, wiederholen Sie die Übung - am besten täglich, zumindest eine Weile lang.

Viele Menschen üben gerne morgens, auch ich. Mein Gedanke war anfangs: Dann kann es an dem Tag schon mal nicht mehr hintenüber fallen, denn es tat mir ja gut. Ein bisschen war das also auch mein persönlicher Trick 17 gegen das Vergessen oder den inneren Schweinehund als Schülerin - dafür bin ich auch gerne die halbe oder Viertelstunde früher aufgestanden. Ein bisschen war es für mich auch wie Zähneputzen: es hielt mich gesund und frei von Schmerzen, die ich damals öfter im Nacken hatte. Später am Tag üben Sie so dann auch immer zusätzlich. Üben sollte auf jeden Fall kein neuer Punkt auf einer vielleicht schon stressauslösenden To-do-Liste werden.

Seien Sie nett zu sich und nehmen Sie es leicht. Denken Sie daran: Sie dürfen üben - aber Sie müssen nicht. Und es darf ruhig mit Freude und Vorfreude sein. Denken Sie aber auch daran: Wenn die Übung Ihnen weiter guttun soll, reicht es nicht, Sie nur zu kennen.

Und in der Praxis?

Passen Sie Ihren Übungsmodus auf Ihre Bedürfnisse an. Sie können beispielsweise bewegte Qigong-Übungen, wie die Zwölf Brokate, etwas gymnastischer üben, wenn es Ihnen darum geht, sich zu erfrischen, vielleicht morgens zum Wachwerden. Sie können die Zwölf Brokate auch langsamer üben, stärker die Pausen genießend und die Atmung vertiefend, wenn Ihnen danach ist.

Wenn Sie sich ausgleichen wollen und viel Bewegung und Hektik hatten, kann Ihnen eine äußerlich stille Übung wie der kleine Himmlische Kreislauf guttun. Haben Sie dagegen den ganzen Tag gesessen, werden Sie eher von einer bewegten Übung profitieren. Auch so bringen Sie Yin und Yang in Ihrem Leben in Ausgleich. Und wenn Sie etwa nach dem Joggen abschließend mit einer Shou Gong-Übung „einsammeln", machen Sie Ihren Sport so auch ein bisschen zum Qigong für sich.

Sie können und sollten auch die Intensität der Übungen dosieren, indem Sie beispielsweise höher oder tiefer stehen beim Üben. Die Übungen wirken grundsätzlich unabhängig davon, ob Sie tief oder hoch dabei stehen. Tiefer ausgeführt stärken Sie etwas mehr die Beinmuskulatur und fordern Ihrem Kreislauf auch mehr ab - für die energetische Wirkung der Übung ist das aber nebensächlich. Beides kann je nach Bedarf richtig sein und darf auch je nach Tagesform variieren.

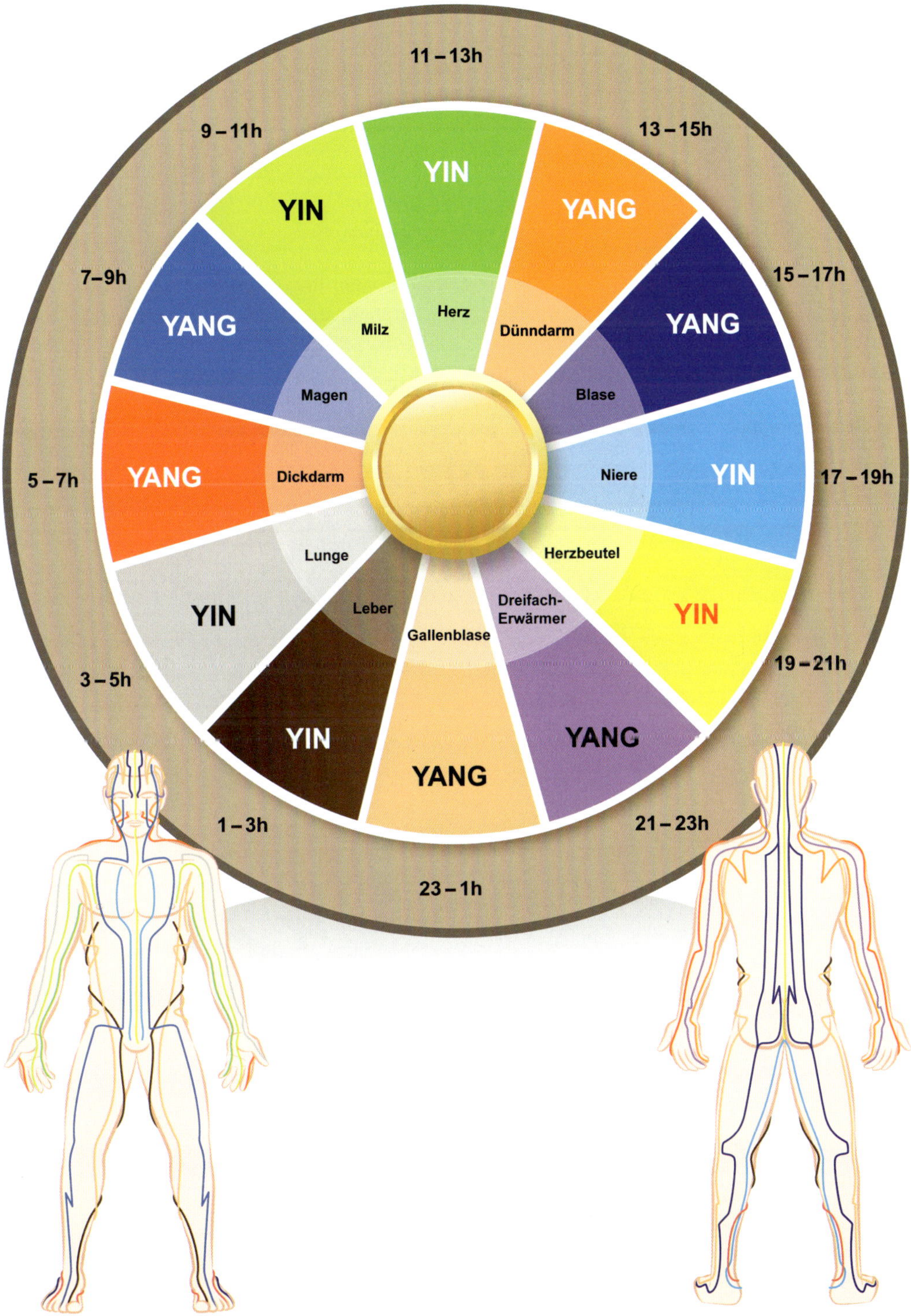
11 – 13h
YIN
Herz
13 – 15h
YANG
Dünndarm
15 – 17h
YANG
Blase
17 – 19h
YIN
Niere
19 – 21h
YIN
Herzbeutel
21 – 23h
YANG
Dreifach-
Erwärmer
23 – 1h
YANG
Gallenblase
1 – 3h
YIN
Leber
3 – 5h
YIN
Lunge
5 – 7h
YANG
Dickdarm
7–9h
YANG
Magen
9 – 11h
YIN
Milz

Wenn Sie einmal drin sind: Im Winter üben wir tendenziell zumindest öfter etwas tiefer, um das Jing zu kräftigen, im Sommer tendenziell höher, um den Qi-Fluss zu stärken. Gut ist eine individuell sich passend anfühlende Mischung aus stillem und bewegtem Qigong, kräftigenden und lösenden sowie dehnenden Übungen.

Wenn Sie regelmäßig üben, können Sie weiter anpassen und es mal mit der Empfehlung der Meister versuchen, morgens still anzufangen und mit einer bewegten Übung aufzuhören und abends dagegen bewegt zu beginnen und still abzuschließen.

Ein guter Lehrer, eine gute Lehrerin ist zum Lernen in aller Regel optimal, meist auch nötig, um Fortschritte zu machen. Ein gutes Rüstzeug für den Einstieg oder wenn Sie Ihr Repertoire erweitern wollen und gerade vielleicht keine Gelegenheit für den Besuch im Unterricht haben, können Sie sich mit diesem Buch verschaffen.

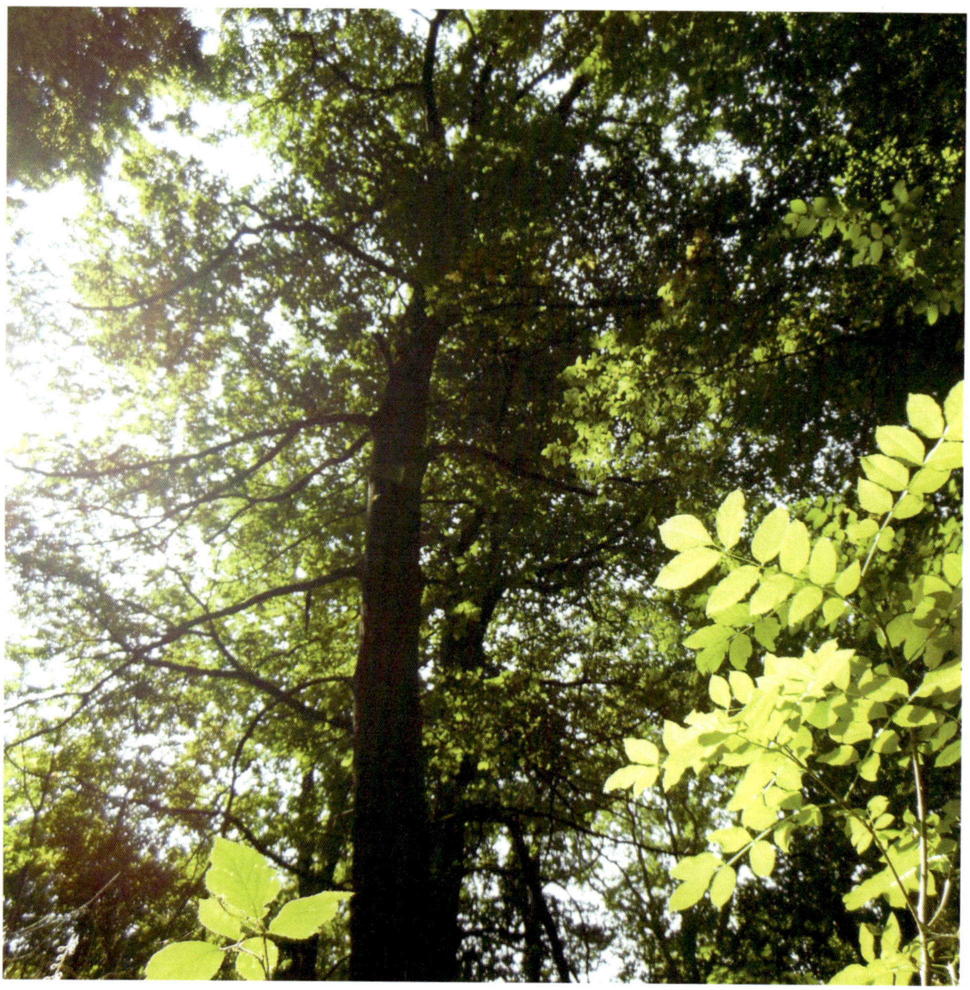

Übungsvorbereitung

Eine Reise von tausend Meilen beginnt mit einem Schritt.
(Chinesisches Sprichwort)

Fragen Sie sich vor dem Üben: Was brauchen Sie gerade? Was wünschen Sie sich von der Übung? Wenn Sie wollen, spüren Sie nach: Wie fühlt sich Ihr Körper, Ihre Atmung, Ihr geistig-seelischer Zustand an?

Richten Sie sich bewusst aus, bevor Sie anfangen. Schon die Vorbereitungsphase wirkt so ausgleichend. Sie beinhaltet vier Aspekte:

1. Körperliche Ausrichtung
2. Lösen und absenken
3. Sammeln im unteren Dantian
4. Fließen lassen - die Atmung.

Auch eine zumindest kurze geistig-seelische Ausrichtung ist wichtig, auch wenn Sie nur wenige Minuten üben wollen: Diese Zeit ist für Sie. Es geht darum, dass die Übung Ihnen guttut. Schützen und pflegen Sie diese paar Minuten - beispielsweise, indem sie Ihr Smartphone stummschalten oder Ihrer Familie sagen, dass Sie mal eine Viertelstunde für sich brauchen. Sprechen Sie mit Ihren Lieben darüber, was Sie sich wünschen und bezwecken.

Das klassische Vorgehen

Wenn Ihnen eine Übung oder ein Set von Übungen besonders gut gefällt und Sie dranbleiben wollen: Klassisch empfehlen die Meister 108 Tage fürs tägliche Einüben. Manche sagen, 49 Tage seien auch genug. Mindestens zwei Wochen werden Sie in der Regel brauchen, bis Sie sich an ein Übungsset oder Bewegungen erinnern können und eine tiefergehende Wirkung erzielen. Diese Zeit sollten Sie investieren, wenn Ihnen eine Übung gefällt - auch wenn Qigong durchaus schon beim ersten Üben wirkt.

Sorgen Sie sich nicht, dass Ihr Übungspensum ausufert. Besonders für die äußerlich stillen Übungen, wie das Fang Song Gong, werden Sie mit etwas Übungspraxis oder Übungserfahrung vielleicht nicht mehr wie anfangs 20 Minuten brauchen, sondern sich am Ende nach vielleicht nur noch drei Atemzügen frisch und gelöst fühlen. Unter den „Bewegten Übungen" können Sie ganz nach Bedarf und auch Zeitkontingent einzelne oder mehrere Übungen aussuchen, die Ihnen guttun.

So sitzen Sie richtig

Setzen Sie sich auf die vordere Kante des Hockers oder Stuhls, die Dammgegend in Höhe der vorderen Stuhlkante.

Um die richtige – also eine stabile, aufrechte und zugleich entspannte – Haltung zu finden, lehnen Sie sich zunächst mit geradem Rücken vor.

Dann richten Sie sich auf und nehmen die Schultern leicht zurück – nun bildet die Wirbelsäule wahrscheinlich ein Hohlkreuz.

Die so entstehende Spannung im Brustbein lösen Sie, indem Sie den Brustkorb leicht in Richtung Wirbelsäule begradigen, sodass Ihre Vorderseite sich auf entspannte Weise an den Rücken schmiegt und Becken und Zwerchfellkuppel in Harmonie sind. Ihr Atem sollte bis in den Unterbauch durchfließen können.

Dann lösen Sie die Spannung in der Leiste, indem Sie Ihre Fußposition anpassen. Füße und Steißbein bilden ein Dreieck. Probieren Sie nun noch aus, ob die Füße vielleicht weiter nach vorne oder näher heran gehören.

Haben Sie die richtige Sitzposition gefunden, könnten Sie theoretisch einschlafen, ohne umzukippen.

Ihr Scheitel sollte stets am Himmel wie aufgehängt sein, wie nach oben gezogen.

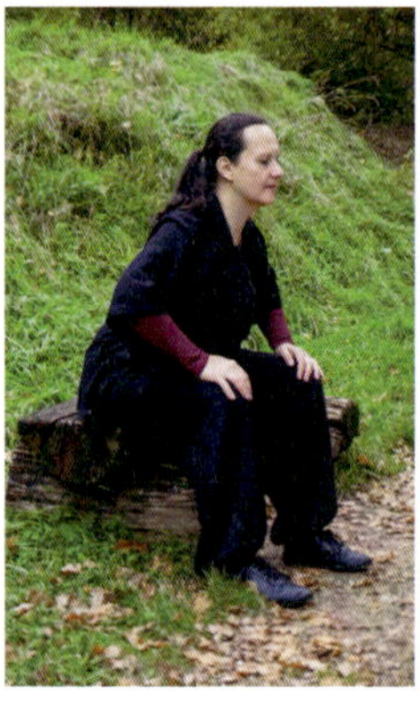
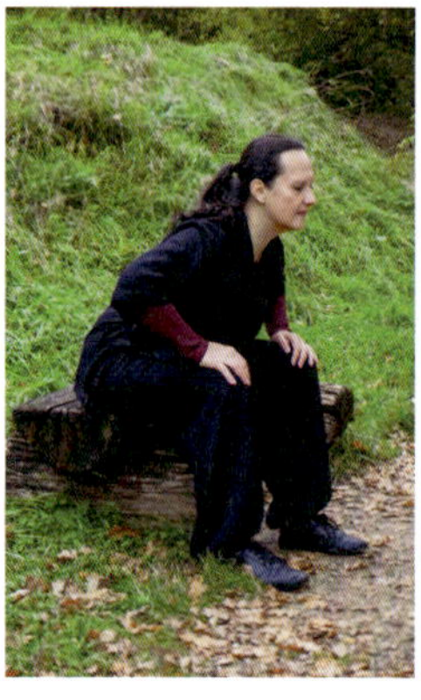
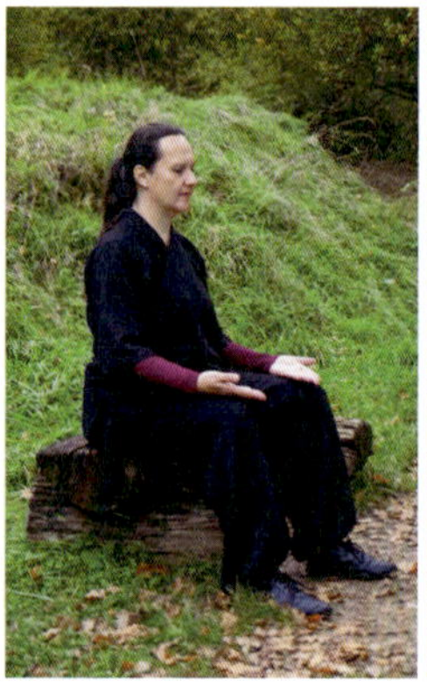
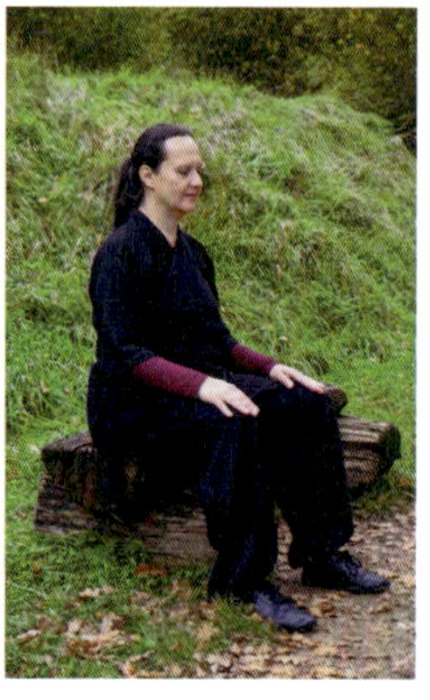

So stehen und öffnen Sie richtig

Bevor Sie mit einem stehenden oder bewegten Qigong beginnen, bleiben Sie einige Atemzüge lang stehen („Stehen wie ein Pfahl"), die Füße geschlossen, Fersen dicht beieinander, den Körper aufrecht und durchlässig, die Knie durchstrecken und wieder entspannen.

Zuerst sinken Sie auf das rechte Bein. Heben Sie dann leicht die linke Ferse und das linke Knie und setzen den linken Fuß ein Stück zur Seite, schulterbreit oder hüftbreit.

Die Knie sind nun leicht gebeugt. Sie sind am Scheitel wie aufgehängt. Mit dem Steißbein nehmen Sie wie auf einem unsichtbaren Hocker in der Luft Platz. Wie im Sitzen auch, bilden Füße und Steißbein ein Dreieck. Korrigieren Sie die Haltung Ihres Brustkorbes zum Becken. Ihr Bauch sollte sich auch stehend gelöst und frei anfühlen.

Lösen Sie innerlich spürend von der rechten Schulter über die rechte Hüfte zum rechten Bein und Fuß durch, anschließend von der linken Schulter über die linke Hüfte durchs linke Bein und vom Scheitel innerlich bis zum Hui Yin, also dem Dammpunkt.

Beckenschüssel und Zwerchfellkuppel stehen sanft gedehnt übereinander. Schultern gelöst. Machen Sie den Rücken „lang", neutralisieren Sie das Brustbein.

Ihr Scheitel ist stets sanft mit dem Himmel verbunden.

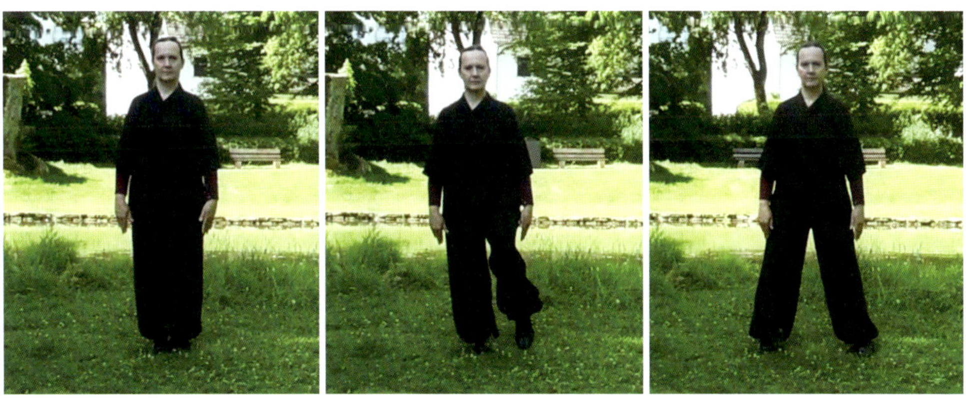

Das ist die richtige Körperhaltung

Kopf: Aufrecht, wie von einer Schnur gehalten oder leicht zum Himmel gezogen, Kinn leicht angezogen, um den Nacken zu entlasten.

Hals, Rücken: Gerade, elastisch. Während der Kopf wie nach oben gezogen ist, stellen wir uns vor, dass das Steißbein nach unten gezogen wird. Der Rücken ist natürlich gerade, das Becken aufrecht.

Gesicht: Gesichtszüge entspannt, die Kiefermuskeln gelöst, ruhiger Blick, der den Bewegungen folgt - nicht umherschweifend, auch nicht starr oder stumpf. Geräusche und Dinge sind da, werden aber nicht weiter beachtet. Augenbrauenmitte lösen.

Schultern: Geöffnet, aber nicht nach vorne oder hinten gezogen. Entspannt.

Brust: Geöffnet, aufrecht, zentriert, dabei entspannt - weder eingesunken noch herausgestreckt.

Zunge: Normalerweise liegt die Zungenspitze hinter den oberen Schneidezähnen. Dies ist grundsätzlich immer richtig, auch bei der Meditation.

Atmung: Möglichst immer durch die Nase (ein und aus), möglichst natürlich, möglichst vollständig.

Bauch: Hebt und senkt sich mit der Atmung. Der ganze Rumpf darf sich ausdehnen und zusammenziehen.

Gehör: Nach hinten gerichtet.

Hüften: Entspannt, offen. Von hier geht die Bewegung aus, beim Sinken und Emporsteigen ebenso wie beim Öffnen, etwa beim Seidenfaden-Qigong.

Hände: Sind beim Üben gespannt, die Finger sanft gestreckt, aufmerksam.

Rumpf: Spannung im Brustbein lösen Sie, indem Sie den Brustkorb leicht so kippen, dass die hintere Linie Ihrer Wirbelsäule gerade wird, Vorderseite und Rücken sowie Becken und Zwerchfellkuppel sind gelöst. Die Nasenspitze ist auf einer Linie mit Brustbein und Bauchnabel. Mit der Zeit kann sich das Gefühl einstellen, dass das Becken leicht und locker hängt, während der Scheitel - das gilt als Vorgabe - zum Himmel zieht oder am Himmel wie aufgehängt ist und demgegenüber das Steißbein/Kreuzbein leicht nach unten zieht.

Wichtig bei bewegten Übungen

» Die Fußspitze zeigt stets in die gleiche Richtung wie das Knie.
» Achten Sie Ihre Belastungsgrenze und erzwingen nichts.

Die sechs Harmonien

Nach Dai Long Bang (1750) beschreiben die sechs Harmonien (Liu He) die inneren und äußeren Verbindungen unseres Körpers in inneren Künsten wie etwa dem Taiji Quan und auch dem Qigong.

Dabei sind als äußere Harmonien verbunden:

1. die Schultern mit den Hüftgelenken,
2. die Ellbogen mit den Knien,
3. die Hände mit den Füßen.

Und als innere Harmonien sind miteinander verbunden:

4. Herz und Verstand,
5. Qi und Li, also Energie und äußere Kraft
6. Knochen und Sehnen

Ein bekannter daoistischer Lehrspruch, lautet „Yi Dao Qi Dao". Das wird oft übersetzt mit „Die Energie folgt der Aufmerksamkeit. Wörtlich übersetzt ist es wohl eher: „Weg der Aufmerksamkeit, Weg der Energie" und kann daher auch so verstanden werden: „Wo unsere Aufmerksamkeit ist, ist unsere Energie" und umgekehrt. Der Weg oder Lauf des einen ist der des anderen. Die Aufmerksamkeit lässt sich indes leichter steuern, daher nutzen wir sie im Qigong.

Richten Sie Ihre Aufmerksamkeit auf die vielen scheinbar wichtigen Dinge um Sie herum, werden Sie sich erschöpft fühlen – denn Ihre Energie ist dann nicht da, wo Sie sie brauchen, und zwar bei Ihnen und dem, was Sie gerade tun. Nähren Sie gar wütende oder ängstliche Gedanken, werden sich die entsprechenden Emotionen verstärken. Ein wichtiger Schritt zu Harmonie ist daher, auch gedanklich da zu sein, wo Sie gerade sind und bei dem, was Sie gerade tun. Das ist eine wichtige Übung, vielleicht die wichtigste.

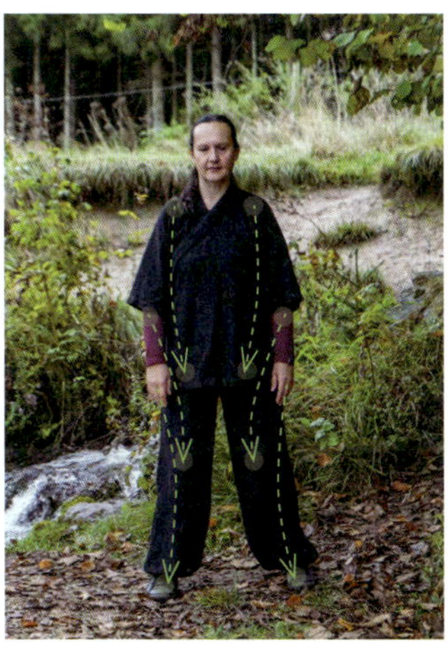

So lernen und üben wir: natürlich

Eines unserer wichtigsten Übungsprinzipien im Qigong heißt Ziran. Das bedeutet Natürlichkeit. Öffnen und schließen, einatmen und ausatmen, tun und lassen, vorangehen und zurückweichen, Fauststoß oder ausatmend lösen - wir folgen möglichst bei allem dem Prinzip der Natürlichkeit, sodass unser Tun im Idealfall immer absichtsloser wird.

Das geht natürlich nicht von Anfang an. Wenn wir eine neue Übung oder Methode einüben, müssen wir diese erst einmal bewusst absichtsvoll tun. Dieses gelenkte und bewusste Tun - von Atmung oder auch Bewegungsabfolgen nennt sich „You Wei", also Einsetzen bewusster Anstrengung oder auch Methodisches Vorgehen. Qigong wird sich vermutlich erst einmal alles andere als natürlich anfühlen. Es geht nicht von selbst, wir müssen es bewusst machen, You Wei.

Üben wir dies über den von den Meistern empfohlenen Zeitraum von 108 oder auch nur 49 Tagen ein, vielleicht auch schon früher - oder später - entwickeln wir uns mehr und mehr hin zu dieser natürlichen Absichtslosigkeit, also Ziran. Das bewusste Tun, You Wei, wird sich mit zunehmender Übungspraxis mehr und mehr zum natürlichen „Tun ohne Tun" entwickeln, dem Fluss der Dinge folgend: „Wu Wei".

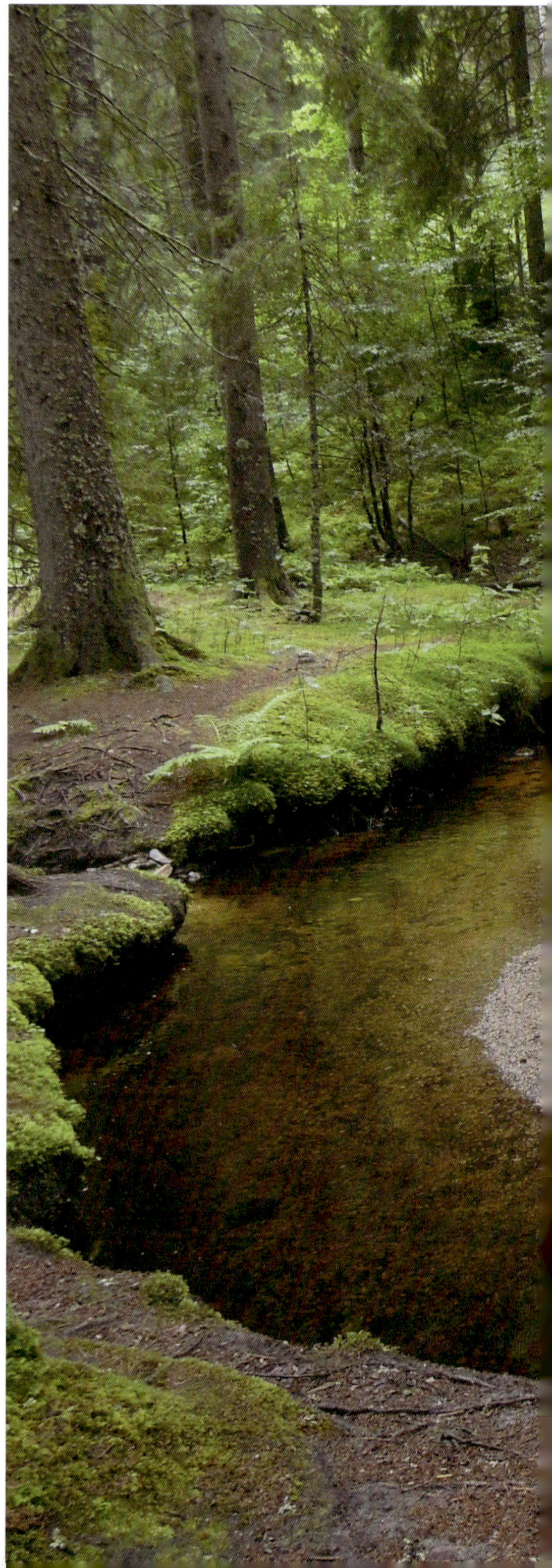

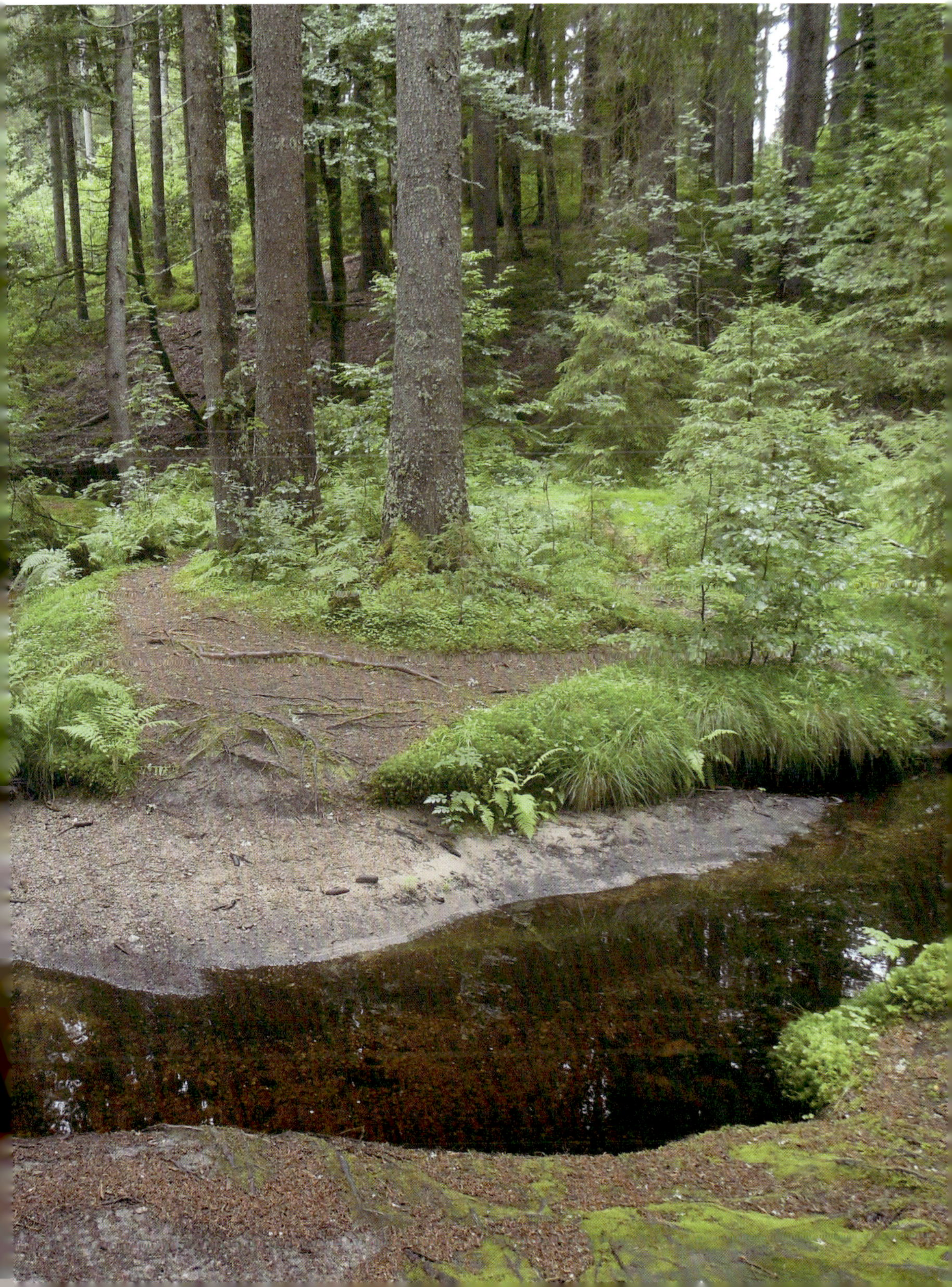

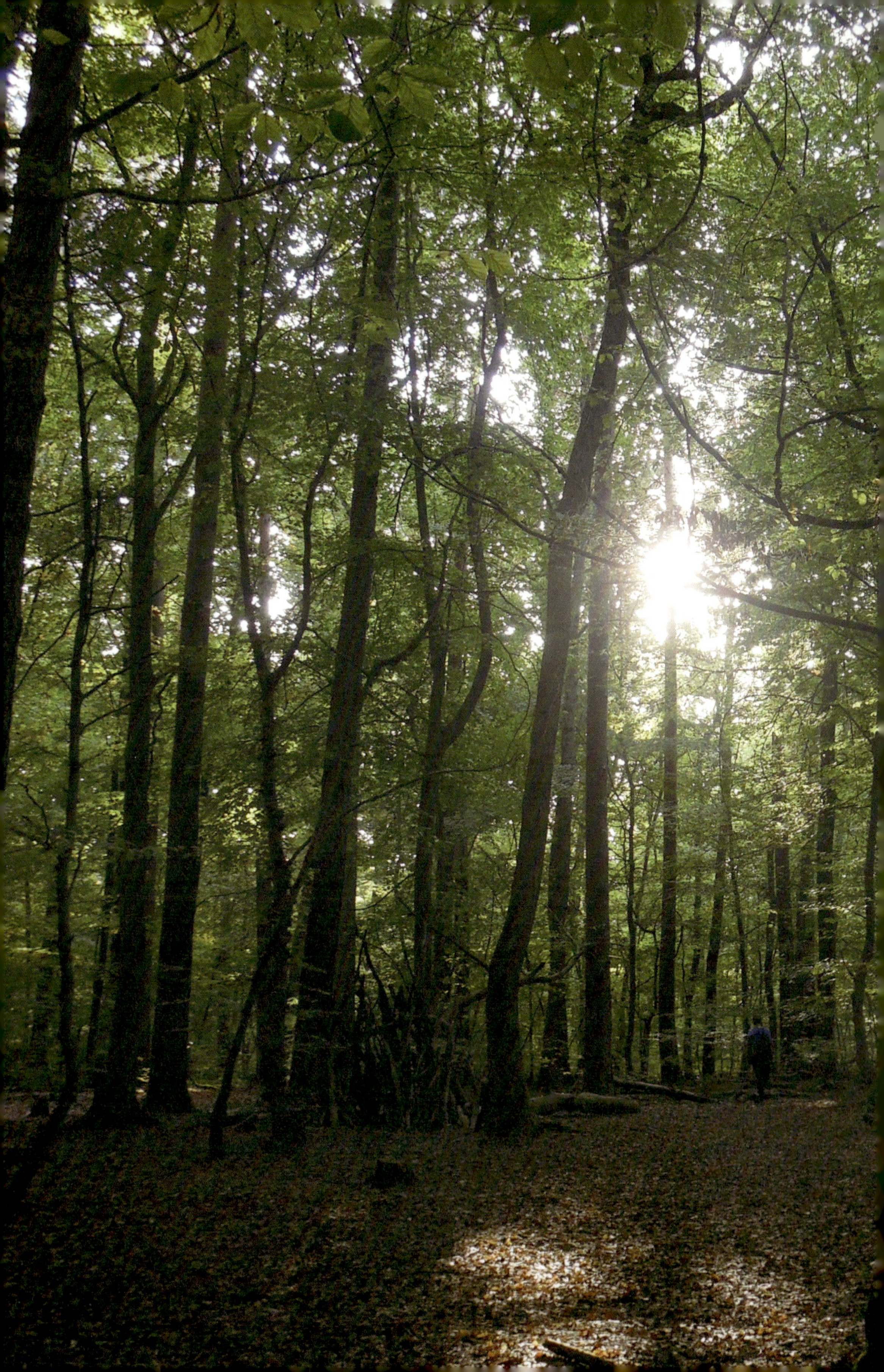

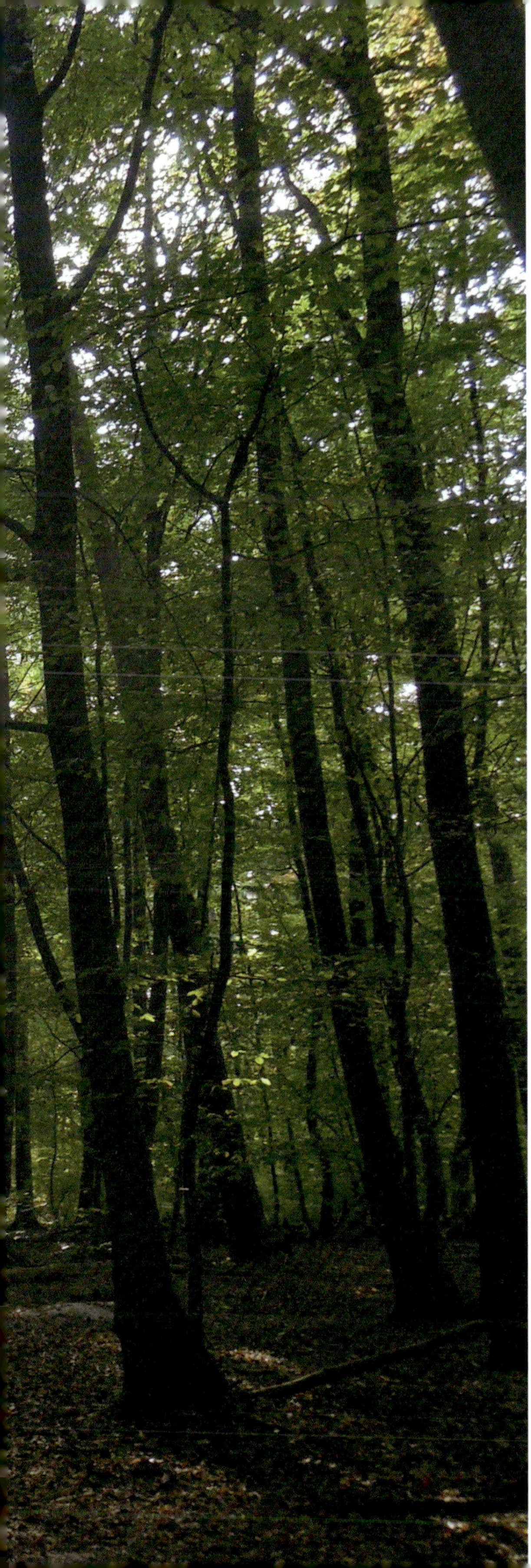

Teil 3

Qigong-Übungen
für den Alltag

„Eine Reise von
tausend Meilen beginnt
mit einem Schritt."

(Chinesisches Sprichwort)

Übungen zum Lösen und Lockern

Den ganzen Körper mobilisieren

Diese Übung ist unsere Aufwärmübung. Sie können sie aber auch ohne anschließende Hauptübung zwischendurch oder auch morgens oder abends üben. Stellen Sie sich locker hin, im geöffneten Stand.

Sie stehen am Scheitel wie sanft nach oben gezogen.

Dehnen Sie dreimal Kopf und Nacken behutsam nach vorne und wieder zurück.

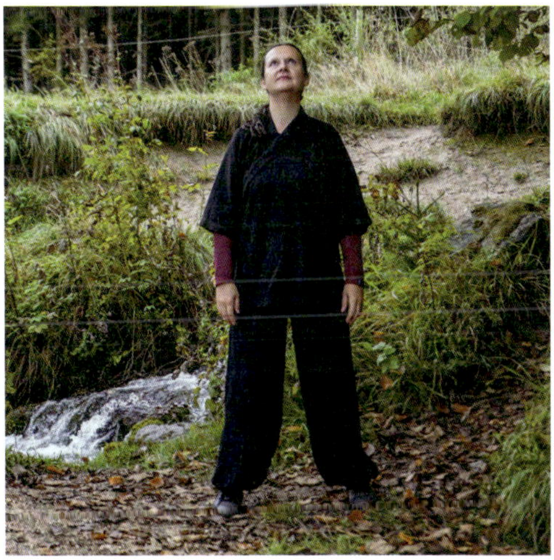

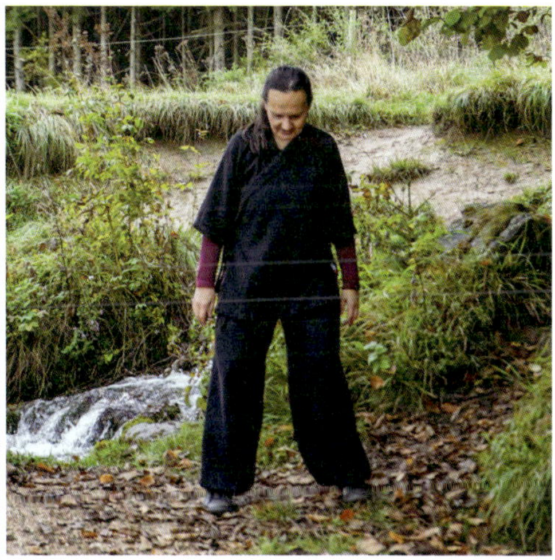

Anschließend drehen und dehnen Sie den Kopf zu jeder Seite und schauen nach links und rechts, je dreimal.

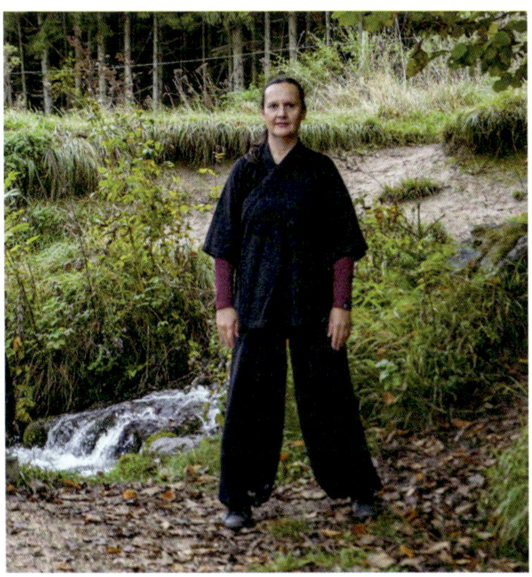

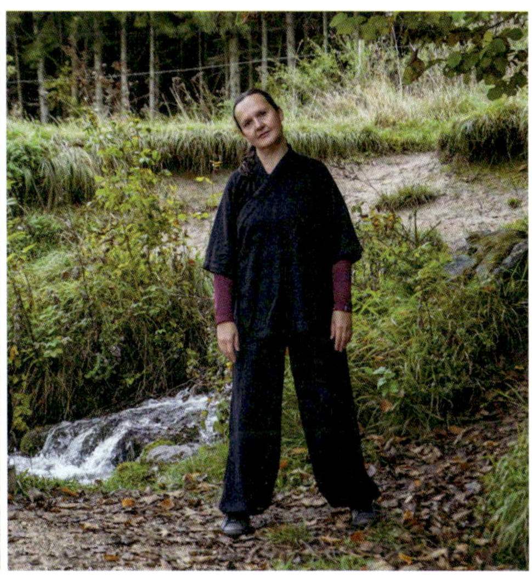

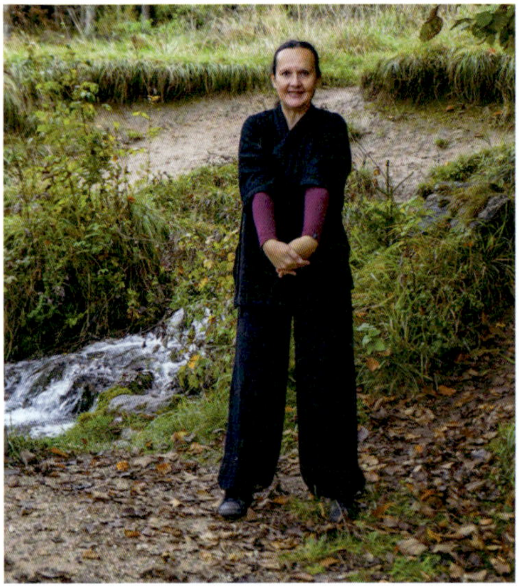

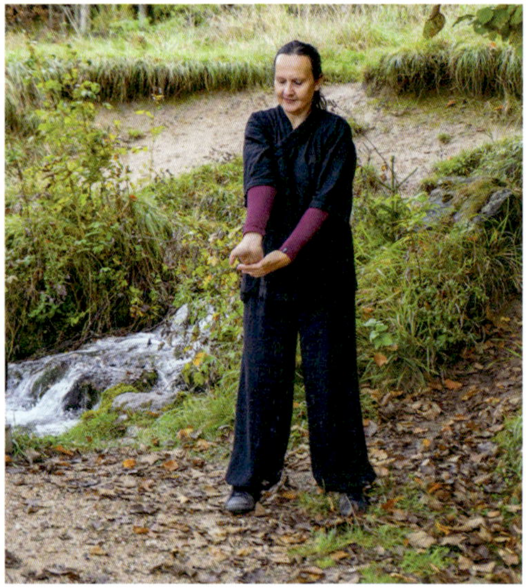

Schultern kreisend drehen – vor und zurück, gerne mit der Ein- und Ausatmung.

Finger verschränken, Unterarme senkrecht, Handgelenke kreisen locker, mehrmals in beide Richtungen.

Anschließend dehnen Sie Ihr Handgelenk sanft mit natürlich ausgestrecktem Arm.

Ellbogen fassen, Knie derselben Seite hängt, Körperseite sanft dehnen, jeweils beide Seiten.

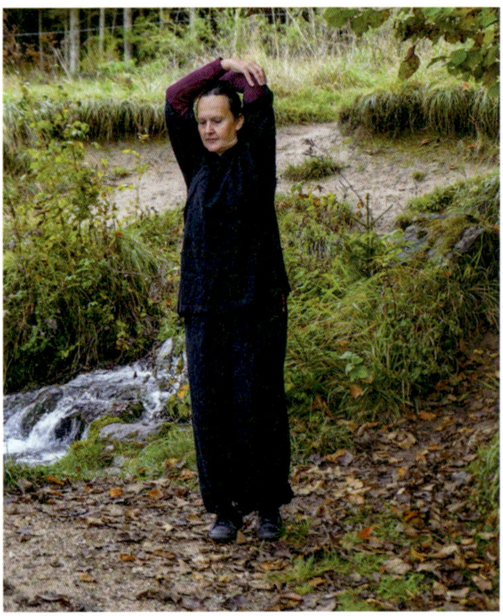

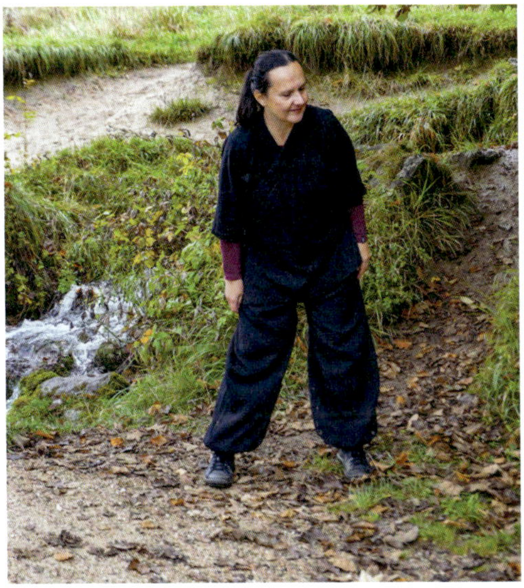

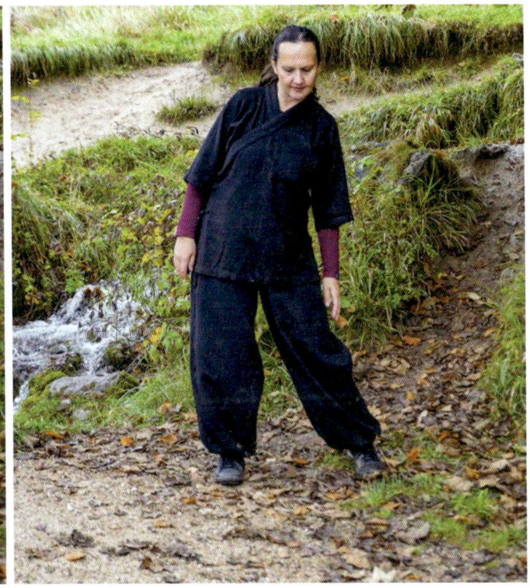

Sie drehen locker aus der Hüfte nach links und rechts, dabei schwingen die Arme locker-sanft um Ihre Körperachse.

Hüften sanft kreisen, dabei bleibt Ihr Scheitel zum Himmel gezogen und Ihr Rumpf in sich verbunden – kein Bauchtanz …

Einatmend auf die Zehenspitzen, ausatmend zu Boden, dreimal.

Danach den ganzen Körper leicht schütteln – der Kopf bleibt dabei ruhig.

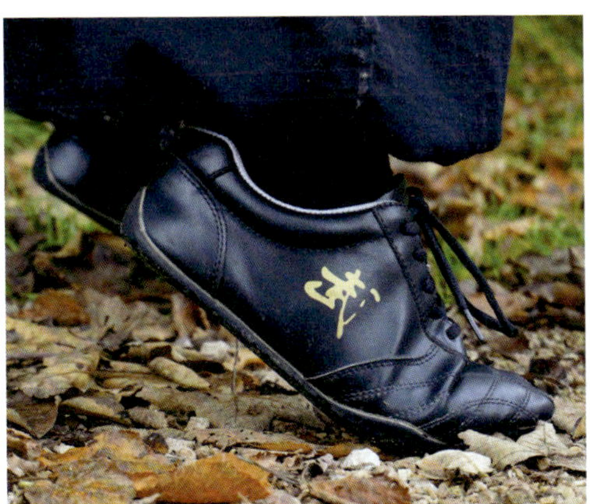

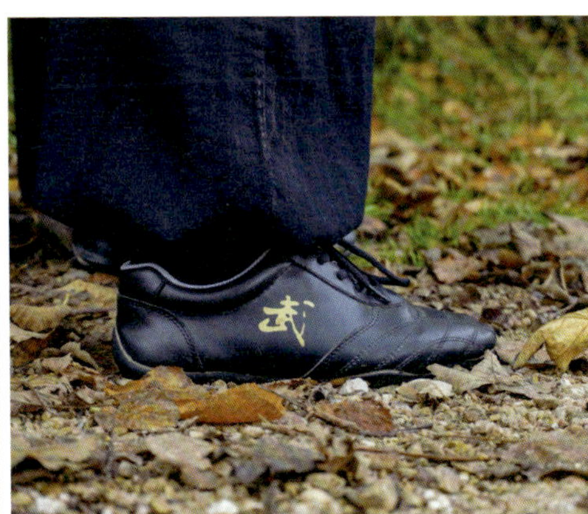

Verschränken Sie die Finger und heben Sie die Handflächen zum Himmel, dehnen Sie nun ihren Körper nach links und rechts, nach hinten, anschließend noch mal nach links, rechts und hinten und schließlich nach vorne mit fast hohlkreuzgeradem Rücken vorbeugen und dabei die Beinrückseite lang machen, abschließend nach vorne hängen und schließlich Wirbel für Wirbel wieder aufrichten.

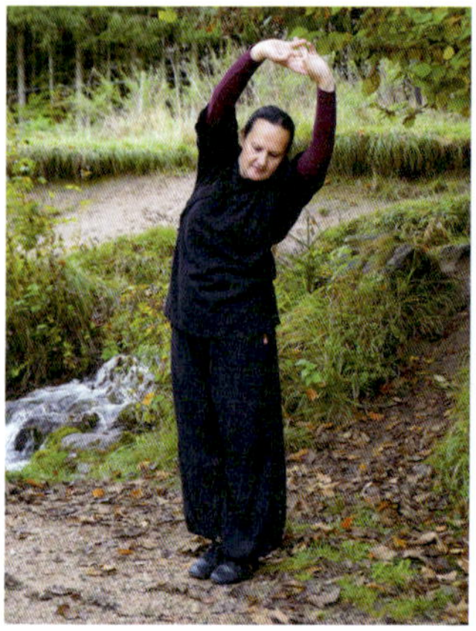

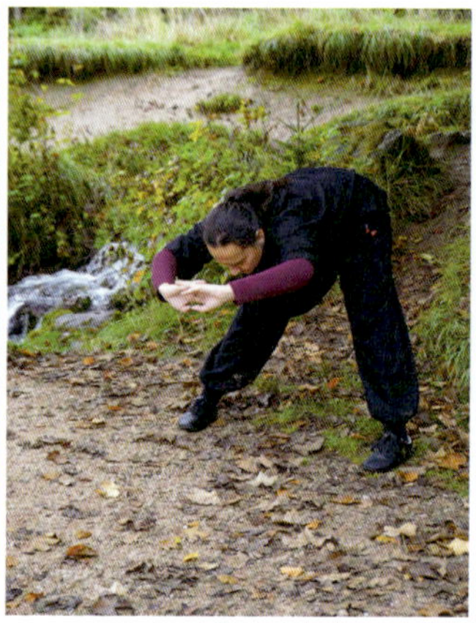

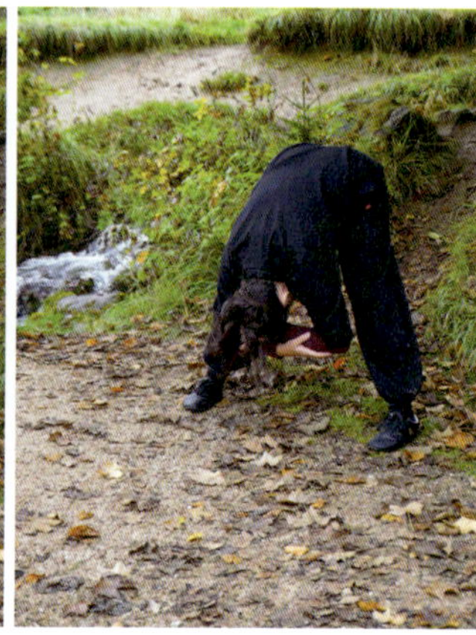

Stellen Sie die Füße nebeneinander, beugen sich vor, legen die Hände auf die Knie und lassen Sie diese sanft in beide Richtungen kreisen, je zwei- bis dreimal in jede Richtung im Wechsel.

Lassen Sie in derselben Position anschließend ruhig ein paar Male auch die Hüfte kreisen und danach nochmal die Knie.

Machen Sie einen Schritt nach vorn in einen kleinen und vielleicht mit der Zeit zunehmend tiefer werdenden Ausfallschritt und dehnen Sie dabei die hintere Ferse etwa 30 Sekunden lang.

Anschließend heben Sie die Ferse und lassen das Knie dabei etwas sinken, sodass auch die Hüftvorderseite gedehnt wird, nach wie vor im Ausfallschritt.

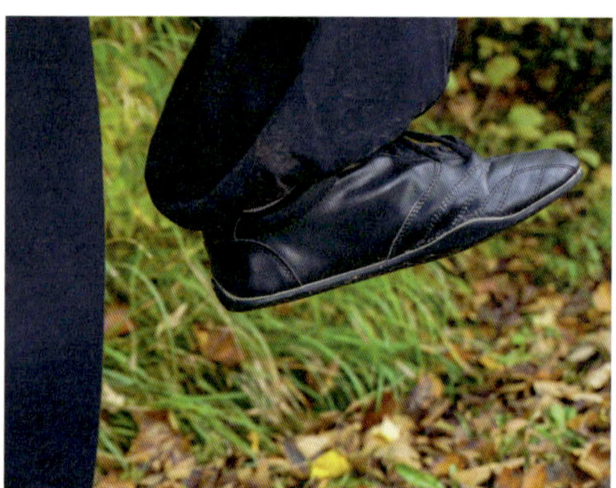

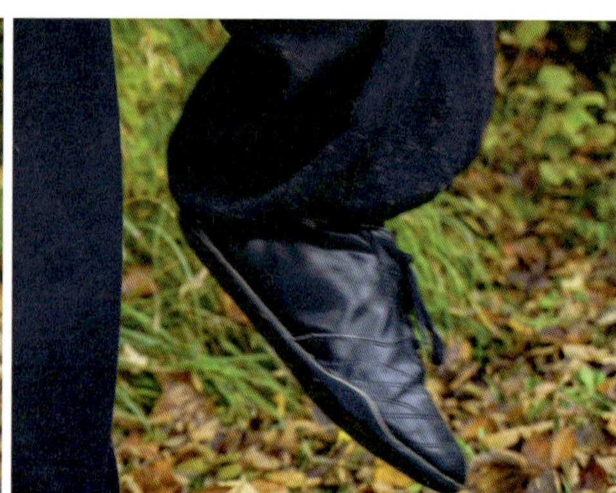

Heben Sie Ihr Knie und lassen Sie den Fuß um den Knöchel kreisen. Alternativ können Sie den Fuß auch am Boden drehen.

Nun lehnen Sie sich lang nach hinten.

Tipp: Die Körpervorderseite nach hinten dehnen, können Sie gar nicht oft genug. Reiben oder massieren Sie gern auch den unteren Rücken mit Händen, Knöcheln oder Fäusten – eine wichtige Übung.

In allen spirituellen Kulturen zuhause: Schütteln

Eine der einfachsten und zugleich wirksamsten Übungen im Qigong hat auch im Yoga und praktisch jeder spirituellen Tradition ihren Platz: das Schütteln. Neben dem Schütteln ist ebenfalls allen Kulturen gemein: Atemübungen, Meditation, Tönen beziehungsweise Mantrasingen und Übungen. Sie können Schütteln in Ihr Aufwärmprogramm integrieren oder auch – besonders gut: abends, nach Feierabend – einfach so zur Lockerung ausüben.

Erst schütteln Sie sanft Ihren Körper eine Weile auf der Ebene der Gelenke (zu denen auch unsere Wirbelkörper gehören), dann auf der Ebene der Muskulatur und anschließend der Organe. Hilfreich hierbei ist die Vorstellung eines zarten und weichen Organsacks für den Rumpf, in dem Sie die Organe schüttelnd zum Vibrieren bringen. Je ein bis zwei Minuten oder nach Bedarf kürzer oder länger.

Wichtig: Den Kopf sollten Sie dabei ruhig halten, er wird nicht geschüttelt.

Tipp: An- und Abgrüßen

An- und Abgrüßen gehört in den chinesischen Kampfkünsten fest dazu und wird traditionell auch beim Qigong gepflegt, oftmals auch übrigens nicht nur der Gruppe gegenüber Mitschülerinnen und Mitschülern sowie der Lehrkraft, sondern bereits beim Betreten und Verlassen des Raums, in dem geübt wird.

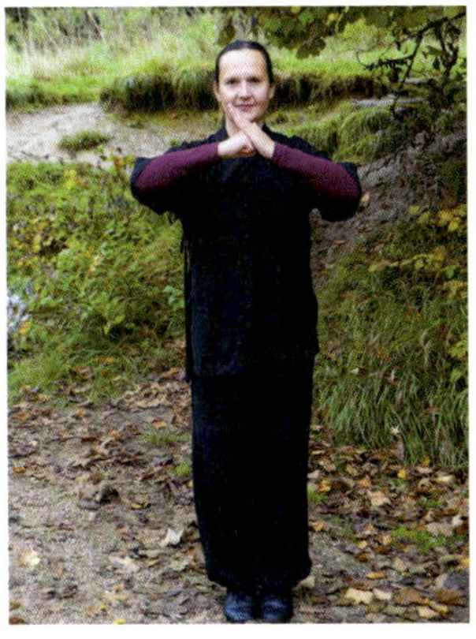

Der Gruß kann auch innerlich ausgeführt werden, ohne äußerlich sichtbare Bewegung, so wie ja auch ein kleines, fast unmerkliches Nicken als Gruß wahrgenommen wird. Auf diese Weise an- und abzugrüßen ist ein Weg, unsere Aufmerksamkeit in eine konstruktive, dem Üben zuträgliche Richtung zu lenken.

Äußerlich treffen sich vor dem Körper die Handfläche unserer geöffneten linken Hand mit der Oberseite unserer rechten Faust, also den ersten Fingergliedern ab dem jeweiligen Gelenk. Manche sagen, die linke Hand steht hierbei für das offene Herz und die rechte Hand für die starke Faust.

Auch die Yin-Yang-Haltung können Sie beim An- und Abgrüßen einnehmen. Hierbei legen Sie die Spitze des rechten Daumens von innen ans Gelenk des linken Ringfingers und von der anderen Seite her die Spitze Ihres rechten Mittelfingers von außen ans Gelenk des linken Ringfingers. Dann treffen sich Daumen und Mittelfinger der linken Hand – so entstehen zwei mit Fingern gebildete Ringe. Liegen Ihre Hände nun locker ineinander, formen die Hände das Bild des Taijitu.

Tipp: Diese Handhaltung ist auch in der sitzenden daoistischen Meditation üblich.

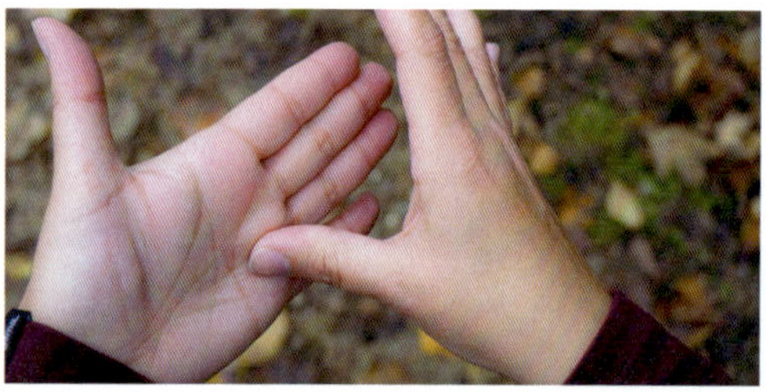
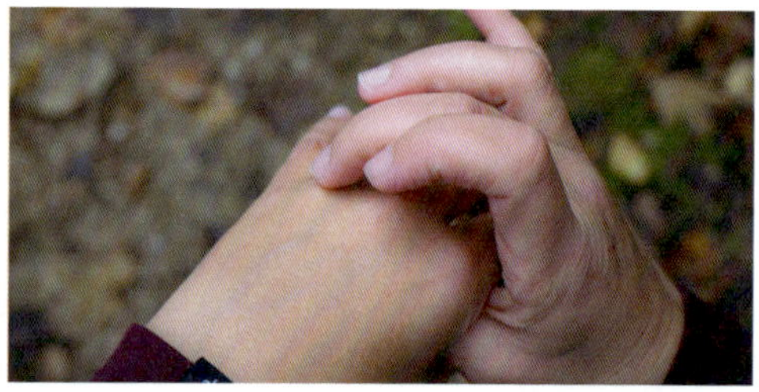
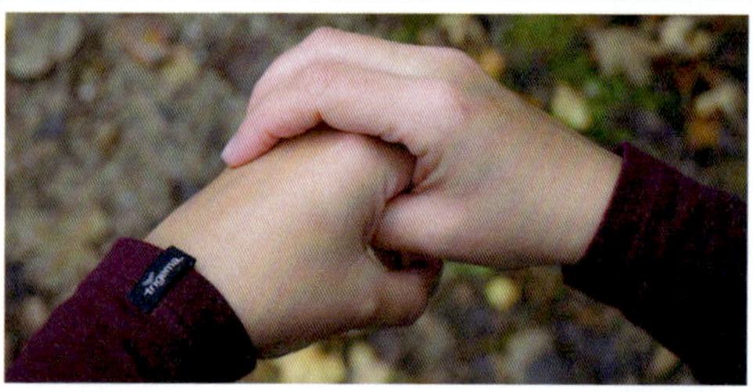
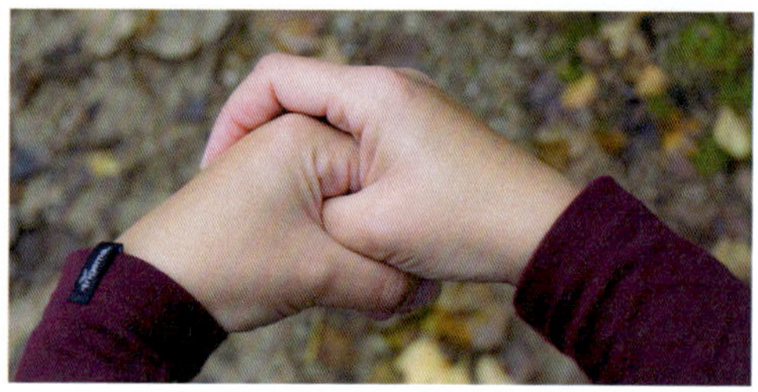
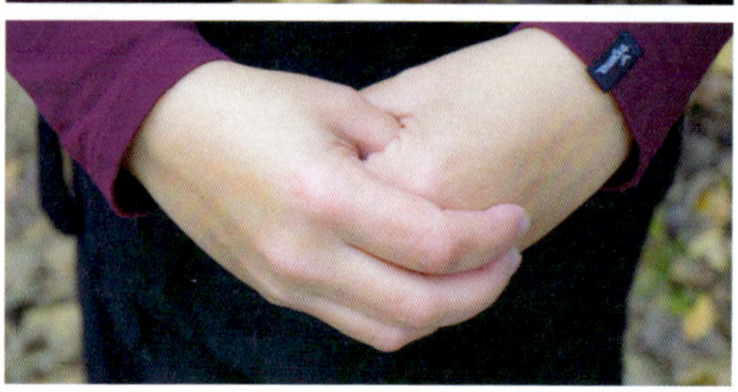

Der Weise atmet mit den Fersen

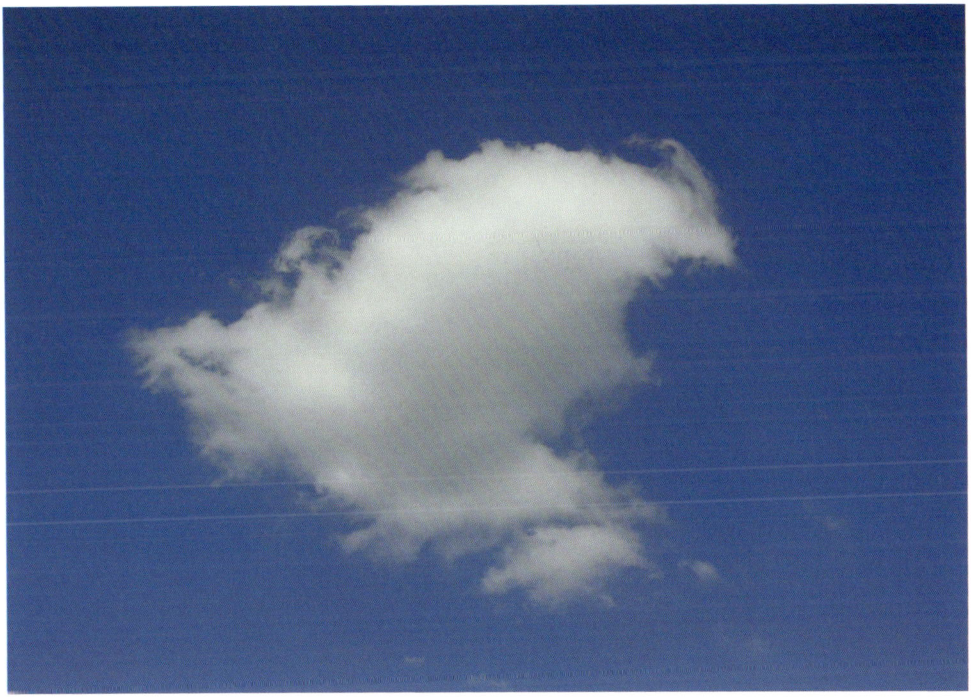

Als Kleinkinder haben wir alle mühelos und vollständig geatmet. Das menschliche Leben beginnt mit einem Schrei und damit verbunden einem tiefen Atemzug. Und geschmeidig und unbelastet wie wir zu der Zeit sind, geht es so auch erst einmal weiter. Dagegen nutzen viele Erwachsene nicht mehr ihre gesamte Atemmuskulatur, somit reduziert sich ihre Atem- und schließlich auch ihre Lungenkapazität mit der Zeit. Wir verlernen also im Laufe der Zeit diese Fähigkeit allzu leicht wieder und im hohen Alter atmen viele von uns flach und uneffektiv. Vollständig zu atmen bedeutet, dass wir auf entspannte Weise unsere Lungenkapazität nutzen. Äußerlich ist dies spür- und erkennbar, wenn sich Brust und Bauchdecke heben und senken, auch unser Rücken sowie unsere Flanken sich ausdehnen können.

Natürlich kann eine sich verschlechternde Atemfähigkeit oder Atemkapazität Ausdruck einer Erkrankung sein. Wer länger ohne ersichtlichen Grund kurzatmig ist, hustet oder sonstige Atemprobleme hat, sollte im Zweifel zum Arzt gehen, um sicherzustellen, dass keine behandlungsbedürftige Erkrankung dahintersteckt. In vielen Fällen ist zunehmende Atemlosigkeit aber schlicht ein mehr oder weniger zivilisationsbedingter Schaden – aufgrund von stressbedingten Verspannungen der Atemmuskulatur und damit verbunden wenig gedeihlichen Atemmustern und Atemgewohnheiten. Wenn wir nicht mehr frei und vollständig atmen können, ist das auch oft Ausdruck gekrümmter oder nachlässiger Haltung. Auch Stress kann das freie Atmen behindern, wenn der durch ihn ausgelöste Kampf- und Fluchtreflex ungenutzt verpufft – als Verspannung in die Muskeln, die dadurch verhärten.

Die gute Nachricht: Wir können uns unsere Fähigkeit, vollständig zu atmen in der Regel zurückerobern. Vollständiges Atmen hält uns länger gesund und lebendig. Durch bewusstes Atmen können wir im Alltag zur Ruhe kommen. Während Ihrer Arbeit und eines Gesprächs können Sie auf Ihren Atem achten oder Ihre Fußsohlen spüren. So verstanden ist Meditation jederzeit möglich. Dass wir gerade bewusst atmen, merkt in aller Regel keiner der Menschen um uns herum. Manchmal schaut ein vielleicht unbekanntes Gegenüber an der Ampel wissend, der oder die sich vielleicht selbst auch gerade ausgerichtet hat.

Dem daoistischen Philosophen Zhuangzi wird der Satz zugeschrieben „Der wahre Mensch atmet mit den Fersen, die Masse der Menschen atmet mit der Kehle." Mit Qigong wieder den Atem zu verbessern, hilft, uns als Mensch zu fühlen.

Die Qigong-Atemschule – Tu Na Gong

Dass vollständiges Atmen eine gute und wichtige Sache ist, leuchtet unmittelbar ein. Es ist das Erste und Letzte, das wir im Leben tun. Die Sauerstoffversorgung unseres Körpers und unseres Gehirns steigt messbar – falls Sie ein Pulsoxymeter zuhause und vielleicht auch schon etwas Übungserfahrung haben, testen Sie mal den Blutsauerstoffgehalt vor und nach einer etwas ausgiebigeren Dehnung und Atemübung. Wir spüren oft bereits, dass wir uns mit einer verbesserten Atmung auch besser konzentrieren können und uns munterer fühlen – zugleich ausgeglichener, stärker. Und nach allem, was wir wissen, hilft eine effektive Atmung uns auch, gesünder zu bleiben.

Unserer Gesundheit und unserem Wohlbefinden zuträglich ist neben der verbesserten Sauerstoffversorgung, dass wir mit einer verbesserten Atempraxis Körper und Geist harmonisieren, mehr zur Ruhe kommen, auch eine höhere Achtsamkeit entwickeln können und unsere Selbstwahrnehmung und Selbstwirksamkeit erhöhen.

Tu Na Gong oder vollständig auch Tu Gu Na Xin (übersetzt in etwa „das Alte abwerfen und das Neue aufnehmen") ist die Übung des Atems. Mit unserer Atmung geben wir verbrauchtes Qi ab und nehmen frisches Qi auf. Tu Na Pai ist die Schule der bewussten Atemführung, die bestimmte Atemtechniken betont.

Tipp: Hörbar seufzend ausatmen

Zur Verbesserung der Atmung sollte zumindest einmal zu Beginn der Atem vollständig und gefühlt erleichternd entweichen. Einige seufzende Atemzüge sind dafür hilfreich – das gilt grundsätzlich, also vor jedem bewegten oder stillen Qigong.

Beobachten Sie Ihre Atemzüge. Wenn Sie sich schwer mit dem locker-entspannten oder auch vollständigen Atmen tun, nehmen Sie das wahr. Versuchen Sie mal das: Finger anspannen und beobachten, wie sich der Atem verändert und dann wieder lösen. Ruhig auch mal die Arme und Schultern anspannen und wieder lösen. Wiederholen Sie die Übung einige Male.

Üben Sie vor der Atemübung Fang Song Gong oder Schütteln. Zur Ruhe kommen ist für die kurze Übung nötig und wird durch diese auch weiter vertieft. Spüren Sie Ihre Fußsohlen und Ihr Gesäß, falls Sie sitzen.

Ist der Atem vollständig oder zumindest vollständiger entwichen, warten Sie den nächsten Einatemzug ab. Er wird schon von selbst kommen – das ist der Optimalfall. Und selbst wenn Ihre Atmung noch nicht ganz vollständig ist, dürfte sie sich beim Üben nun weiter vertiefen. Die weiteren drei oder mehr Atemzüge beobachten Sie einfach und nehmen sich Zeit, sie vollständig ein- und ausgehen zu lassen.

Platzieren Sie ruhig gerade anfangs mal die Hände auf dem Körper, um Ihre Atmung bewusst zu spüren. Spüren Sie, ob und wie sich Ihr Körper ausdehnt. Er sollte und darf in alle Richtungen weiter und weicher werden, nach vorne und hinten, zu den Seiten, aber auch nach unten.

Ganz wichtig: Bleiben Sie locker.

Die folgenden Tipps meines Lehrers Gerhard Milbrat haben mir beim Lernen sehr geholfen: Ohne Druck ausatmen mit der Vorstellung, dass der Atem so wie an kalten Tagen oft als Dampfwolke entweicht - wie von selbst oder wie eine weiße Wolke.

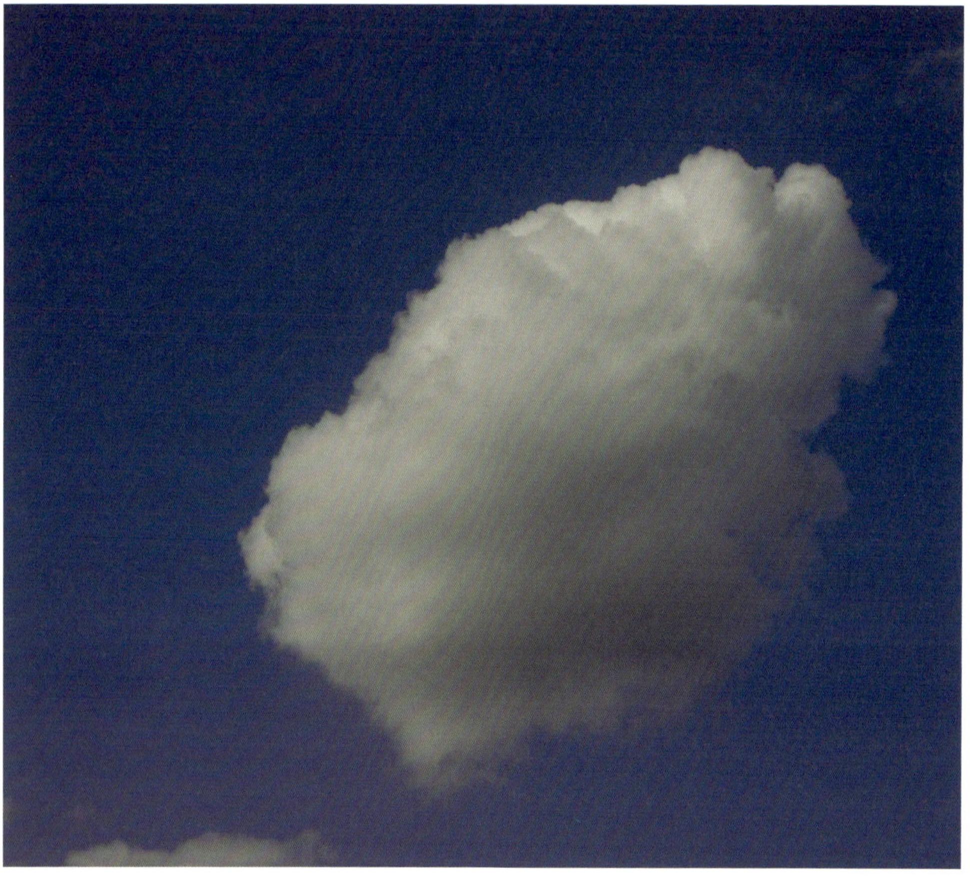

Ebenfalls als hilfreich habe ich die Vorstellung einer schneeweißen Röhre in der Kehle beim Atmen zu spüren empfunden, ebenso die Vorstellung von einer weißen Wolke um die Lunge und später um den ganzen Rumpf.

Tipp: Dreimal täglich drei bewusste Atemzüge wirken wie eine hilfreiche Medizin. Wer diese Medizin regelmäßig anwendet, wird wahrscheinlich recht bald besser und tiefer atmen - morgens, mittags, abends oder auch einfach nach Bedarf.

Schnuppern und atmen Sie mal: drei Atemübungen

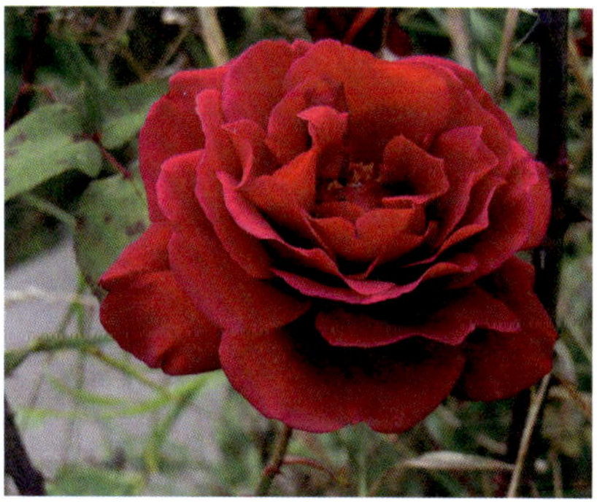

Feine Nasenatmung: Atmen Sie stückchenweise, so, als ob Sie an einer Blüte schnuppern - und das sowohl einatmend, als auch ausatmend. Genießen Sie diese Atmung einige Atemzüge lang. Schnuppern Sie vielleicht zur Übung auch mal wieder an einer Blume.

Nase versetzen: Eine für viele Menschen hilfreiche Methode, den Atem zu vertiefen, ist es, die Nase in ihrer Vorstellung zu versetzen. Stellen Sie sich Ihre Nase auf der Brustmitte vor - wo sie mit ihr ein- und ausatmen. Oder auf dem Bauchnabel. Sie können Ihre Nase an verspannte Stellen setzen und dort ausatmen - und wenn sich dies hilfreich anfühlt, atmen Sie ein. Probieren Sie es mal aus.

Bauchnabelatmung: Durch den Bauchnabel zu atmen, soll zu geistiger Klarheit verhelfen.

So geht die Bauchatmung

Die vollständige, geführte Bauchatmung ist die grundlegend wichtigste aller Atemmethoden. Nach ihr sollte zunächst einmal lange nichts kommen. Beim Einüben kann es hilfreich sein, die Hände auf Ihren Bauch zu legen. Lassen Sie die Mittelfinger sich über dem Bauchnabel berühren. Zur Abwechslung können Sie Ihre Hände auf die seitlichen Flanken und auch auf den Rücken oder die Taille legen.

Atmen Sie Ihren vorherigen Atemzug sanft und möglichst vollständig aus, ruhig gerne mit ein oder zwei hörbaren Seufzern und vor allem: ohne Druck. Vielleicht wie von einer sanften Ausatemwolke getragen, so wie im Winter eine Atemwolke zu sehen ist. Ausatmend zieht sich bei der Bauchatmung Ihr Bauch leicht nach innen. Einatmend dehnt sich Ihr Bauch sanft aus. Der Einatmung folgt eine sanfte, möglichst natürliche Phase des Innehaltens, der die Ausatmung folgt, nach der Sie ebenfalls kurz innehalten. Einatmung und Ausatmung sind regulär gleich lang.

Tipp: Atembewegung

Hilfreich ist es, gerade anfangs die Wirbelsäule an dieser Atembewegung teilhaben zu lassen. Einatmend dehnen Sie sie sanft nach hinten (Hohlkreuz), ausatmend runden Sie Ihren Rücken leicht nach vorn - beides möglichst unangestrengt, einige Atemzüge lang, gerne auch morgens oder abends im Bett liegend. Oder in der Badewanne.

Achtung: Wenn Sie merken, dass Sie sich unwohl fühlen, hören Sie bitte sofort auf mit dem bewusst geführten Atmen.

Experimentieren Sie

Mit etwas Übungspraxis dürfen und sollten Sie ruhig auch ausprobieren, wie es sich für Sie anfühlt, wenn Sie die Ausatmung oder die Einatmung ganz natürlich sanft ein wenig länger hinziehen. Oder wie es ist, wenn Sie die damit jeweils verbundene Einatem- oder Ausatempause sanft verlängern.

Tipp: Mit sanft einen kleinen Moment länger eingehaltenem Atem (Yin) sollten Sie ruhiger werden und mit sanft ausgedehnter Ausatmung (Yang) sich wacher fühlen.

Tipp: Die feine Nasenatmung (wie beim Schnuppern an einer Blume) können Sie bei jeder Übung integrieren.

Wenn Sie sich unwohl fühlen, hören Sie bitte sofort mit der Atemübung auf.

Die Bauchatmung wird auch als buddhistische Atmung bezeichnet. Sie hat eine beruhigende, entspannende Wirkung und hilft, Qi zu sammeln. Die Gegenbauchatmung wird als daoistische Atmung bezeichnet. Sie hilft, das Qi zu verfeinern. Beide Atemmethoden können – und werden dies in aller Regel mit etwas Übung auch – ineinander übergehen und dürfen mit der inneren Vorstellung einer sich öffnenden und schließenden Lotusblume verbunden sein.

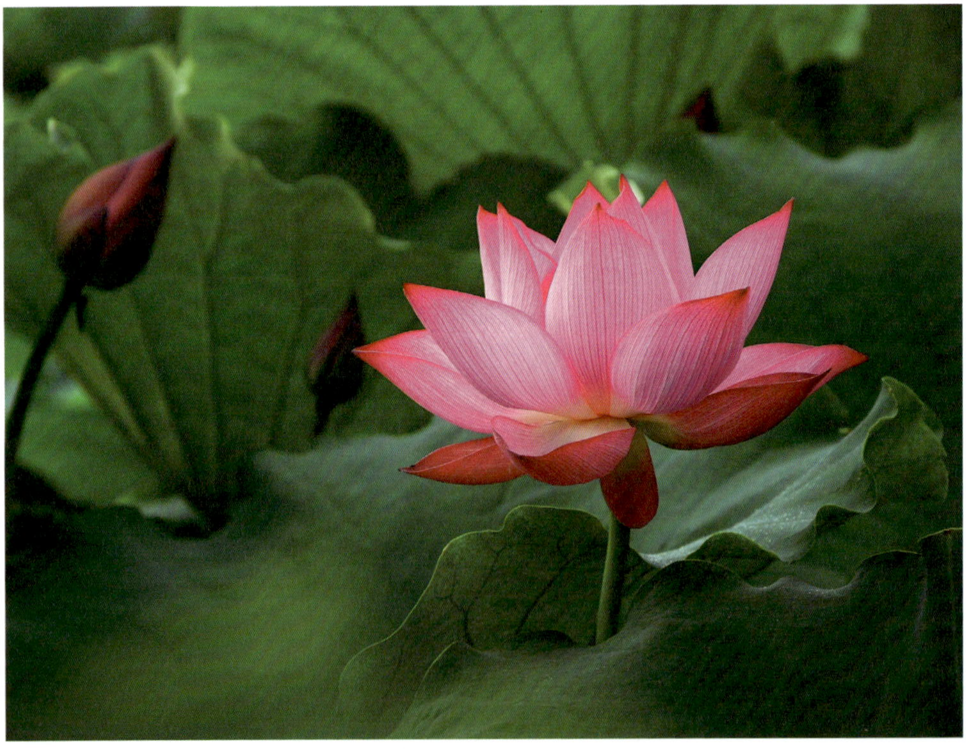

So regulieren Sie sich mit der Atmung

Emotionen ausatmen: Sie können Emotionen mit dem Atem ausströmen lassen und dafür ein anderes, für Ihren aktuellen Zustand möglichst hilfreiches Gefühl einatmen. Je nach Bedarf können Sie beispielsweise Angst ausatmen und Liebe oder Mut einatmen. Sie können Zorn ausatmen und Friedfertigkeit oder Freude ein. Gehen Sie ganz nach Ihrem Bedarf. Und keine Sorge: Was wichtig ist und von Ihnen noch einmal grundlegender angeschaut oder bearbeitet werden sollte, wird Ihnen vermutlich erhalten bleiben – das können Sie nicht einfach ausatmen. Aber für eine intensivere und plötzlicher auftretende Emotion, die immer auch eine Dysbalance in der Regulierung darstellt, können Sie einen Ausgleich durch Atmen probieren. Beobachten Sie, wie es Ihnen vorher und nachher geht.

Schreck-Qi ausatmen: Immer wieder kommt es im Alltag vor, dass wir uns erschrecken oder akuten Stress empfinden, vielleicht in Hektik oder Angst geraten. In einer solch aufgeregten Lage nehmen Sie einige tiefe Atemzüge und senken Ihre Aufmerksamkeit in den Unterbauch ab. Atmen Sie innerlich in Richtung Unterbauch aus, indem Sie Ihren Ausatem durch die Kehle in Richtung Brustraum und im selben oder nächsten Zug in den Unterbauch absenken.

Verbrauchtes abfließen lassen: Sie können verbrauchte und belastende Energie durch die Fußsohlen in die Erde abfließen lassen. Ihre Vorstellung kann sein: verbrauchtes, verunreinigtes Wasser fließt mit der Ausatmung nach unten ab und dafür strömt frisches Wasser mit der Einatmung (von oben) in Sie herein.

Goldenes Licht: Atmen Sie (in Ihrer Vorstellung) goldenes Licht über den Bauchnabel ein. Spüren Sie eine goldene Sonne im Unterbauch Ihren gesamten Rumpf und die Extremitäten anstrahlen. Sie können anfangs gern hörbar Iiii-Fee-Aoo-Omm tönen oder auch nur OM und die Vibration fühlen, später dann ohne hörbaren Ton. Sitzen und baden Sie im goldenen Licht.

Abschluss: Nach jeder Übung lösen Sie die Vorstellung auf und schließen im Unterbauch ab.

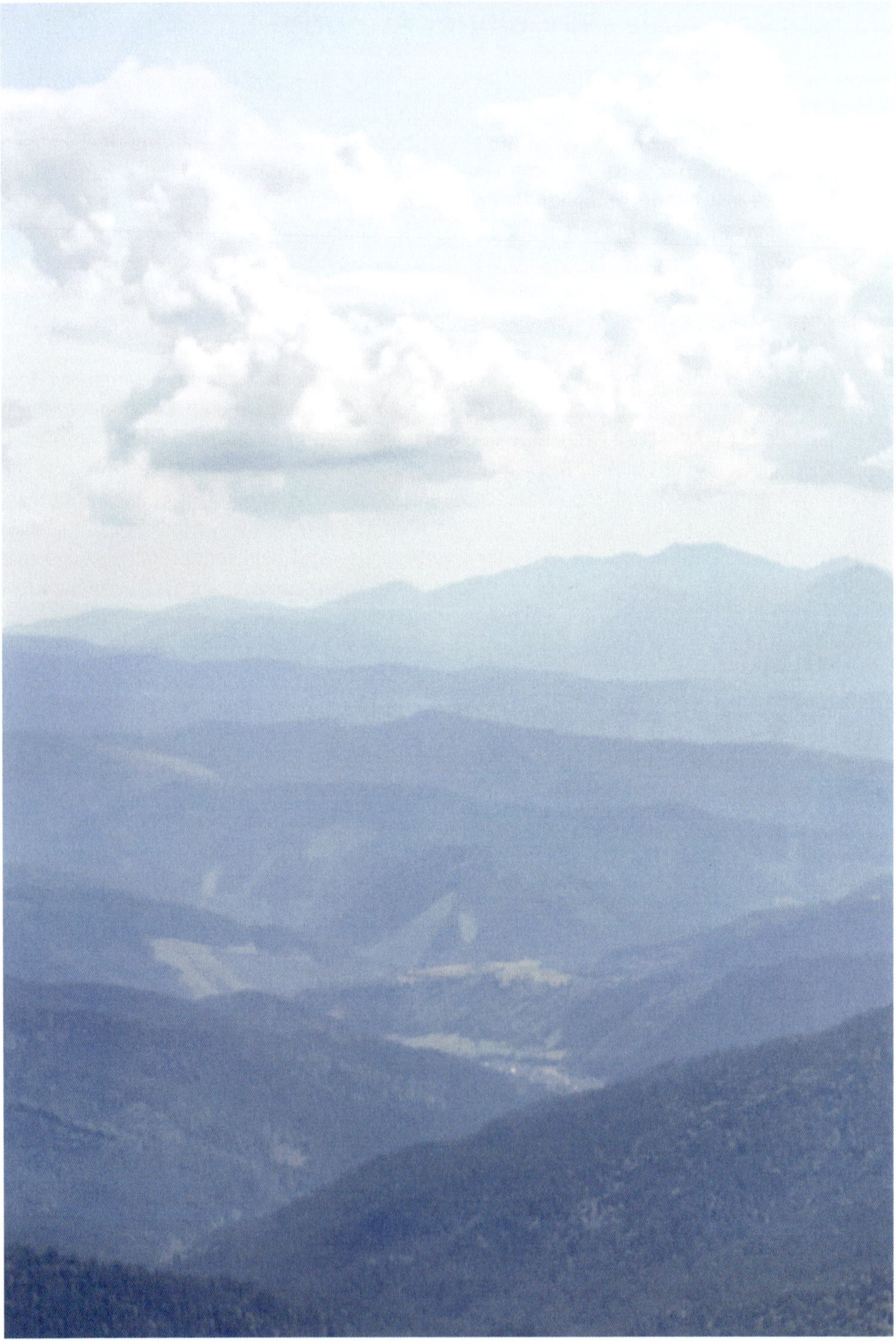

Fang Song Gong – schrittweise entspannen und lösen

Diese Übung ist äußerlich still (Jing Gong) und dient wie die Vorbereitung der körperlichen Entspannung (Fang) und außerdem auch der innerlichen, psychischen Lösung von Spannung (Song). An dieser Stelle zur Sicherheit noch einmal der Hinweis: Diese Übung setzt eine normale psychische Belastbarkeit voraus. Sie ist nicht geeignet bei akuten oder aktuell manifesten psychischen Beschwerden.

Sie können diese Übung im Sitzen einüben, aber auch liegend. Nehmen Sie die richtige Haltung ein und kommen mit einigen Atemzügen zur Ruhe. Entspannt ausgerichtet, am Scheitel wie aufgehängt, entspannen und lösen Sie mit jedem Ausatemzug einen Bereich Ihres Körpers.

Beim Fang Song Gong I liegt die Zunge zunächst entspannt am Mundboden. Bewegt sich die Zungenspitze von selbst hinter die Zähne, darf sie dort bleiben, sonst bleibt sie für die Dauer der Übung entspannt am Mundboden.

Tipp: Sie sollten bei der Übung nicht abschweifen.

So geht's: Lösen Sie Partie um Partie von oben nach unten Muskelregion um Muskelregion mit der Ausatmung, gerne auch anfangs über mehrere Atemzüge – in der folgenden Reihenfolge:

1. Gesicht
    a. Stirn lösen
    b. zwischen den Augenbrauen gelöst
    c. Augenlider entspannen (sanft lösen, schließen – nicht zukneifen)
    d. Wangen/Kaumuskel – Lippen loslassen. Die Zunge liegt am Mundboden.
2. Brustbein lösen
    (Empfehlung: die Nase gedanklich auf den Brustkorb setzen)
    a. Wir schlucken zur Kehle und dem Weg des Speichels folgend erst zur Kehle atmen und dann erneut schlucken, diesmal bis zum Herzen und auch dort atmen und entspannen wir hin. Sie können innerlich zum Herzen lächeln.
    b. Gehör zum Hinterkopf
3. Nacken und Schultern loslassen
4. Oberarme in die Ellbogen hinein lösen
5. Unterarme bis zu den Fingerspitzen lösen
6. Wir spüren im Nacken den großen Brustwirbel und eine Energiekugel. Diese Energiekugel oder Aufmerksamkeit lassen wir die Wirbelsäule herabsinken.
7. Rücken entspannt
8. Gesäß: fallen lassen
9. Hüfte und Leisten lösen (Innenseite, Hüftbeuger)
10. Oberschenkel bis zum Knie lösen
11. Unterschenkel bis zu den Fußknöcheln lösen

12. äußere Fußknöchel entspannen
13. innere Fußknöchel entspannen
14. Fußsohlen innen und außen spüren
15. Aufmerksamkeit am Damm
16. Aufmerksamkeit wandert sanft zum Scheitel (Bai Hui).
17. erneut das Gesicht entspannen
    a) Stirn von oben nach unten
    b) zwischen den Augenbrauen gelöst
    c) Augäpfel entspannen
    d) Lippen, Wangen, Kaumuskulatur mit der Ausatmung entspannen

Anschließend: Sitzen und atmen. Anfangs gern über 20 Minuten, falls Sie sich eine angenehm klingende Weckschaltung stellen wollen.

Abschließend: Finger und Zehen bewegen, Speichel schlucken zum Unterbauch. Langsam wieder in das Alltagsbewusstsein zurückkehren. Vielleicht einige Schritte gehen oder eine kleine Selbstmassage anschließen. Wenn Sie möchten, auch gerne eine andere stille oder bewegte Übung, vielleicht Fang Song Gong II.

Tipp: Mit zunehmender Übungserfahrung können wir immer größere Partien unseres Körpers auf einmal entspannen und so die Entspannungsübung mit der Zeit verkürzen auf wenige Atemzüge.

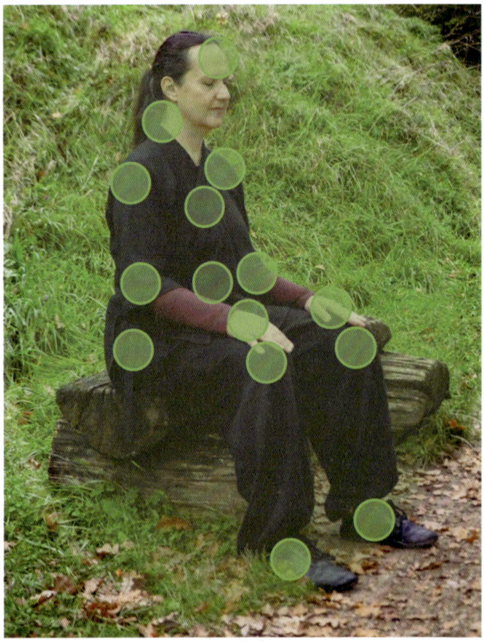

Fang Song Gong II – Inneres Lächeln

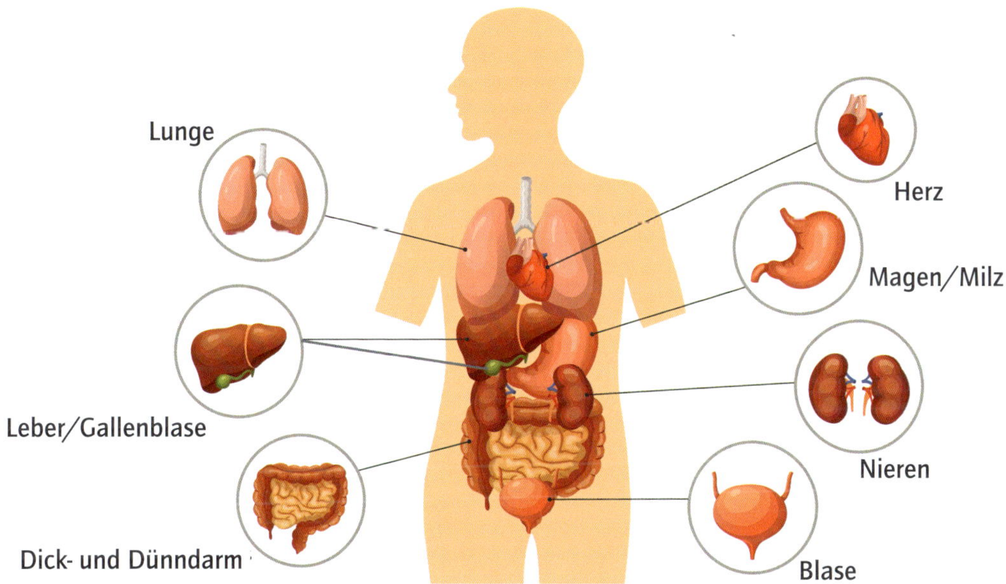

Wenn Ihnen Fang Song Gong I guttut, können Sie sich anschließend auch innerlich entspannen und lösen – und Organ für Organ mit der Ausatmung entspannen, ihm einen kurzen Dank oder auch ein Lächeln schenken, es lächeln spüren – entlang folgender Route:

Nieren – Blase/Prostata|Gebärmutter – Leber – Gallenblase – Herz – Dünndarm – Milz – Magen – Lunge – Dickdarm – Unterbauch – Abschließen.

Hier finden Sie Ihre Organe:

Nieren: auf dem Rücken etwa in Höhe des hinteren Rippenbogens, Ihre Hände können Sie hinten auflegen oder seitlich auf der Taille

Blase: über dem Schambein

Leber: in Höhe des vorderen Rippenbogens rechts mittig

Gallenblase: ein Stücken davor und darunter

Herz: links neben dem Brustbein, in Höhe der Brustmitte eine Handbreit unter dem Schlüsselbein

Dünndarm: um den Bauchnabel herum

Milz: in Höhe des vorderen Rippenbogens links

Magen: etwas mittiger, obere Hand etwas weiter außen liegend

Lunge: Brustkorb – Ihre Hände können Sie nebeneinander oder über Kreuz unter den Schlüsselbeinen auflegen. Spüren Sie Vorder- und Rückseite der Lunge.

Dickdarm: links und rechts um den unteren Bauchraum laufend

Unterbauch: Hier können Sie die Hände etwa eine Handbreit unter dem Bauchnabel übereinanderlegen.

Tipp: Sie können auch nach jeder Station in den Unterbauch hineinspüren. Zum Abschluss und auch bei einer Störung ist der Unterbauch immer der richtige Ort für Ihre Aufmerksamkeit.

Kleiner Himmlischer Kreislauf

Der Kleine Himmlische Kreislauf ist eine daoistische Basisübung, die den Energiekreislauf im Lenkergefäß Du Mai vom Steißbein über den Hinterkopf und Kopf bis zur Oberlippe und im Dienergefäß Ren Mai auf der Körpervorderseite reguliert.

An den abgebildeten und beschriebenen Punkten atmen Sie ein und spüren hin. Sie können dort auch ein- und wieder ausatmen. Und in einer weiteren Stufe können Sie an dem Punkt auch einatmen und zum nächsten Punkt hin ausatmen, dort wieder einatmen und so weiter. Warten Sie, bis Sie ein Lösen spüren. Lassen Sie sich Zeit mit der Übung, aber schweifen Sie nicht ab.

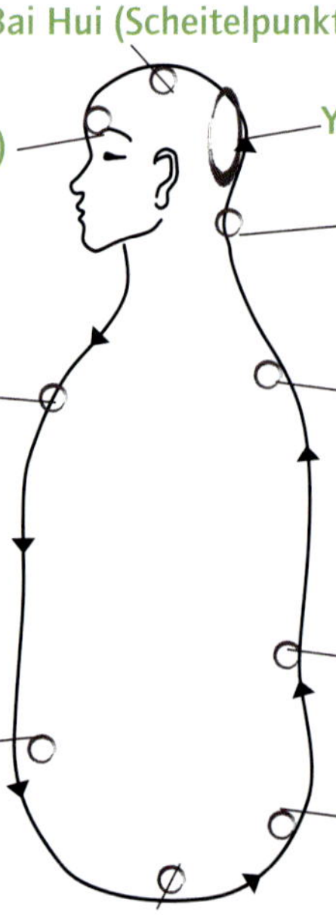

Wichtig: Ihre Zungenspitze berührt den oberen Gaumen hinter den Schneidezähnen, der Beckenboden ist sanft angezogen.

Folgende Regionen steuern Sie beim Kleinen Himmlischen Kreislauf spürend und atmendlösend an:

1. Qi Hai (eine Handbreit unter dem Bauchnabel)
2. Hui Yin (zwischen Geschlechtsorganen und After)
3. Wei Lü (am unteren Teil der Wirbelsäule)
4. Ming Men (auf der Körperrückseite gegenüber vom Bauchnabel)
5. Da Zhui (erster und zweiter Brustwirbel am unteren Nacken)
6. Feng Fu (in der Vertiefung zwischen Schädel und Wirbelsäule)
7. Yü Zhen (an der Hinterseite des Kopfes)
8. Bai Hui (Scheitelpunkt des Kopfes)
9. Yin Tang (zwischen den Augenbrauen)
10. Dan Zhong (Punkt auf der Brust, an dem sich mit vor dem Körper wie zum Gebet gefalteten Händen die Daumengrundgelenke treffen)

Abschluss: Finger und Zehen bewegen, Speichel schlucken zum Unterbauch. Langsam wieder in das Alltagsbewusstsein zurückkehren. Vielleicht einige Schritte gehen oder eine kleine Selbstmassage anschließen.

Bewegte Meditation: Seidenfaden-Qigong

Viele Qigong-Übungen haben ihren Ursprung in einer Kampfkunsttradition. So gehören auch zum Taijiquan diverse Grund- und Basisübungen (Jibengong) inklusive Qigong. Die Seidenübungen, auch Seidenfaden-Qigong genannt, chinesisch Cansigong. Sie sind wichtige Basisübungen etwa des Taijiquan (Tai-Chi). Der Begriff rührt her von der klassischen Übungsanweisung, unsere Bewegungen seien im Taijiquan so fließend und zugleich langsam auszuführen, als würden wir einen Seidenfaden abwickeln - sind wir zu schnell, könnte der Faden reißen, sind wir zu langsam, würde er verknäueln.

Durch die spiraligen Drehungen, lösen sich muskuläre und fasziale Spannungen. Wir gewinnen und verteilen Qi im Körper. Die spiralförmige Bewegung stimuliert und löst tiefergelegene Schichten unseres Körpers und entspricht unserem Körper sehr, der sich auch sonst bei jeder Bewegung natürlich dreht und schraubt.

Durch die Einförmigkeit und Wiederholung der Bewegungen - im Idealfall über einen gewissen Zeitraum hinweg täglich - lernen wir auch, unsere Tagesform zu erspüren und konstruktiv mit ihr umzugehen. Unser Üben ist jedes Mal ein wenig anders.

Tipp: Wer abends unruhig ist und vielleicht noch zu aufgedreht fürs Bett, sollte mal ein paar Seidenübungen versuchen. Oft beruhigen die relativ schnell den Geist.

Die Vielfalt der möglichen Bewegungen in den Seidenübungen ist groß - lässt sich in ihrer Grundstruktur jedoch reduzieren auf kreis- und achtförmige Bewegungen.

Geübt wird im geöffneten Stand Mabu (Reiterstand). Sie können auch Schritte gehen, mit jeder Bewegung oder einige Male, nur das Gewicht verlagern oder vor- und rückwärts oder auch seitwärts dabei gehen.

Der Größe des gezogenen Kreises oder der von uns gezogenen 8 passen wir die Bewegung unseres Körpers natürlich an, bei Richtung wie auch Gewichtsverlagerung. Die Bewegung wird von der Taille gelenkt beziehungsweise kommt aus Hüfte und Becken.

So öffnen Sie für die Seidenübungen

Die Ausgangsposition beim Seidenfaden-Qigong ist der geschlossene Stand. Wir stehen gerade, Füße nebeneinander, Hände neben dem Körper. Geöffnet wird aus der Anfangsposition stets mit dem linken Fuß nach links in den in den schulter- oder hüftbreiten Stand.

Dabei sinken wir auf dem rechten Bein ein, heben den Fuß und das Knie und öffnen behutsam die Hüftgelenke, sodass wir etwa gut schulterbreit stehen, behutsam die Knie leicht nach außen gedrückt, ein bisschen wie beim Hinsetzen (im etwas tieferen Stand ist dies der Reitersitz).

Die Unterschenkel bleiben möglichst senkrecht – wir beugen nicht die Fußgelenke (das belastet die Knie unnötig). Richtig federn wir in den Hüften, nicht in den Fuß- oder Kniegelenken, auch während der Übung. Die Zehen sind am Boden, greifen hinein, das Gewicht ruht leicht auf dem Vorderfuß und den Fußaußenkanten, möglichst mit leicht gewölbter Fußfläche.

Zum Schluss schließen wir, indem wir das linke Bein wieder herannehmen und so in die Anfangsposition zurückkehren.

Einfache Kreise mit einem Arm

Sie stehen im Mabu (Reiterstand), ihre rechte Hand ist mit der Handfläche zum Himmel vor dem Unterbauch, Sie drehen sich sanft und langsam um die Körperachse nach links auf 45 Grad, der rechte Arm zieht dabei weiter, Finger voraus nach links, steigt vor Ihnen auf, innere Handkante voraus, dreht um den Arm, zieht dann, während Sie sich sanft um die Körperachse nach rechts drehen, mit der äußeren Handkante voraus langsam und stetig etwa in Höhe Ihres Gesichts nach rechts, also Richtung der unteren Handkante und dann weiter nach rechts unten. Die Körperachse dreht immer wieder nach rechts mit und beim Sinken wieder zurück nach links, mit dem Aufsteigen wieder nach rechts. Ihr Körper ist gerade ausgerichtet, wenn die Hand wieder vor dem Körper ist, Handfläche nach oben. Wiederholen.

Ihr Arm ist kreisförmig gebogen, die Armbewegung geht von der Schulter aus, die Bewegung von der Körperachse und damit aus der Hüfte/Taille, auch die Handdrehung geht über eine Drehung des gesamten Arms von der Schulter an. Gleichzeitig mit der Armbewegung rotieren Sie sanft von links nach rechts – jeweils etwa bis zum 45-Grad-Winkel drehend um Ihre Körperachse.

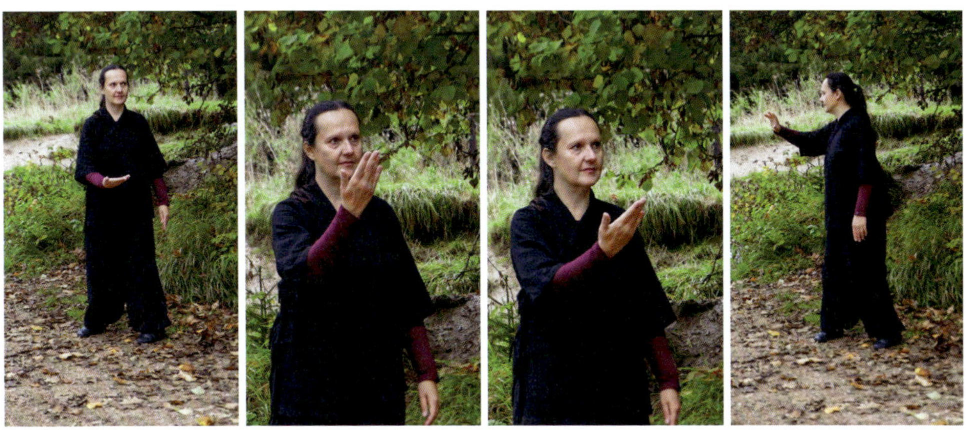

Das Gleiche führen Sie spiegelverkehrt mit dem anderen Arm aus.

Beide Arme – Außenkreise (Wolkenhände)

Beidseitig und zeitgleich geübt ist jeweils der eine Arm oben und der andere unten. Diese Figur ist in sehr vielen Taijiquan-Formen als Wolkenhände bekannt.

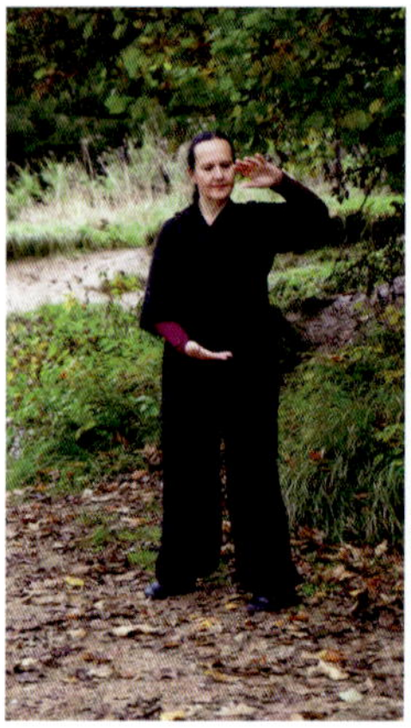
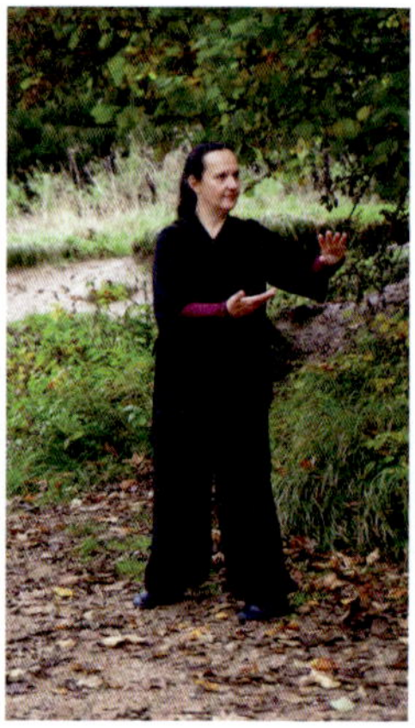
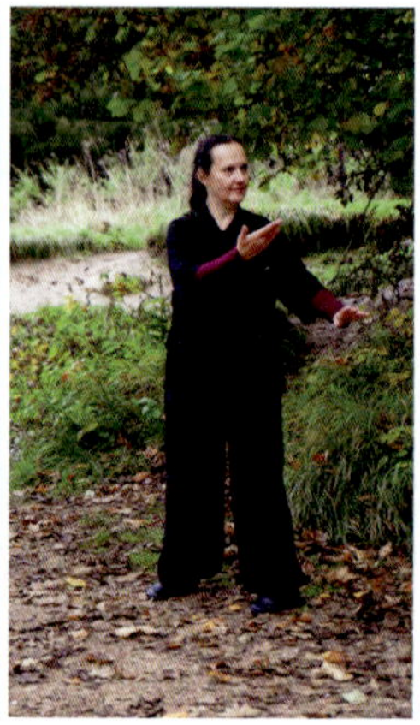
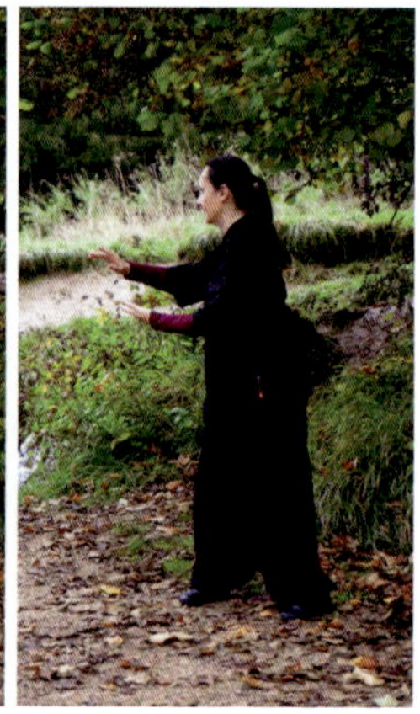

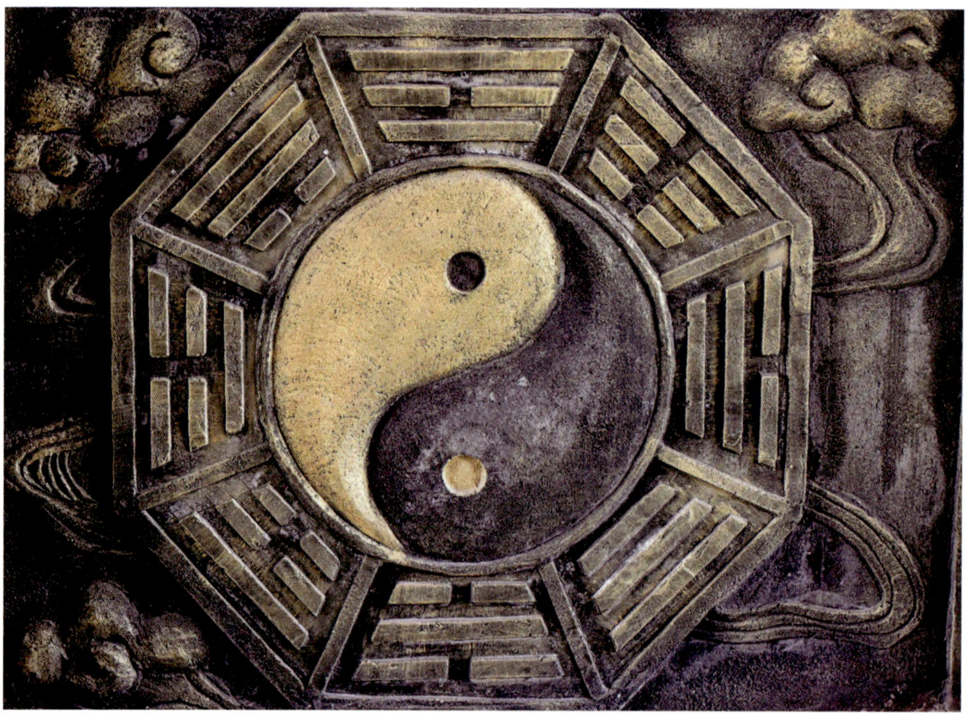

Beide Arme – Innenkreise

Wir können auch die Kreise in die andere Richtung ausführen, also die Bewegung nach innen leitend.

Dann wäre die Übung: Der möglichst kreisrund vor dem Körper gebogene rechte Arm gleitet vor dem Bauch nach rechts, während wir um die Körperachse mitdrehen, steigt dort diagonal vor dem Körper auf, um bei der anschließenden Achsendrehung nach links in Höhe des Gesichts etwa nach links zu gleiten und dort auch wieder nach unten zu sinken. Auch hierbei dreht der Körper um die Achse mit.

Auch diese Übung können wir mit dem anderen Arm entsprechend gespiegelt ausführen und auch wie zuvor bei den einseitig ausgeführten Kreisen beide Arme zugleich auf diese Weise bewegen, wobei immer ein Arm oben und einer unten ist. In einigen Taijquan-Formen ist diese zeitlich versetzte Kombination der Innenkreise als „Den Affen abwehren" bekannt.

Bei den Wolkenhänden wird im beidseitigen Modus etwas von unten hoch nach außen bewegt (Wolkenhände) – wir ziehen also Außenkreise –, während bei der zweiten Variante, dem Affenabwehren etwas von außen oben nach innen unten geholt und vor dem Körper entlang vorbeigeleitet wird.

Tipp: Wenn Sie sich ein bisschen mit den Bewegungen vertraut gemacht haben, können Sie diese auch mal mit geschlossener Faust üben. Probieren Sie aus, was sich dadurch verändert.

Kreise im Gleichklang – Variante der einfachen Kreise

Sie können die nach innen oder außen gleitenden Kreise auch anders miteinander kombinieren, und zwar in dieselbe Richtung. Das bedeutet: wenn beide Kreise mal mit, mal gegen den Uhrzeigersinn laufen, führen Sie dabei jeweils eine nach innen und eine nach außen ziehende Bewegung aus.

Spiralen-Achten

Wenn Sie ganz genau hinschauen und beim Üben spüren, werden Sie merken: Der Kreis ist eigentlich genau genommen eine Acht – zumindest einen sehr kleinen oberen Kreis werden Sie mit den Händen dabei ziehen. Sie können die Acht auch etwas ausführlicher ausmalen.

Um in den Flow zu kommen, ist es hilfreich, mit den Armen einfach erst ruhig einige Male eine Acht vor dem Körper zu zeichnen, gerne etwas kleiner, um die Bewegung zu erspüren. Aus dieser anfangs vielleicht kleinen, angedeuteten Übung heraus können Sie dann die größere Bewegung entstehen lassen.

Liegende Acht

Die Acht kann liegen, dann haben Sie mit beiden Armen ausgeführt eine mehr ziehende Bewegung von links nach rechts, wenn Sie beide Arme nutzen. Ziehen Sie die Acht vor dem

Oberkörper, nicht zu hoch und nicht zu tief – so wie es mit kreisförmig gehaltenen Armen locker und natürlich möglich ist.

Ziehen Sie beide Arme parallel von links nach rechts. Je mehr Sie die Körperachse dabei drehen, desto plastischer und dreidimensionaler oder bauchiger werden die Achter-Spiralen.

Aufrechte Acht

Die mit dem Arm oder den Armen gezogenen Achten können auch stehen. Die locker aus dem Schultergelenk mit dem Körper gezogenen Achten in der Luft können Sie im Gleichklang ausführen, also mit beiden Armen parallel oder gespiegelt. Parallel würde bedeuten, dass links oben nach außen geht, während rechts oben nach innen geht und unten umgekehrt.

Tipp: Sie können die großen Achter-Spiralen um den Körper herum mit einem auf der Handfläche liegenden Gegenstand üben. Sprich: Die Handflächen zeigen bei den größeren Spiralbewegungen tendenziell immer zum Himmel.

Tipp: Und natürlich können Sie auch die Achter-Schleifen in jeder erdenklichen Weise kombinieren, gleich oder gegenläufig. Experimentieren Sie.

Der Schwimmende Drache

Der Drache ist in der chinesischen Mythologie eher Gottheit als Dämon, er gilt als eines der vier heiligen Tiere – Drache, Schildkröte, Einhorn/Qilin und Phoenix/Fenghuang –, die je nach Sage bereits dem Urwesen Pangu bei der Erschaffung der Welt geholfen und später im Garten des Gelben Kaisers gelebt haben. Der Drache kann seine glückbringende Macht überall ausüben, an Land, im Wasser und in der Luft.

Der schwimmende Drache ist eine Übung aus dem Hui Chun Qigong. Die Übung hat viel zu bieten. Sie lässt unsere Wirbelsäule geschmeidig werden, wärmt die Nieren und trainiert auf sanfte Weise unsere Rumpf- und Beinmuskulatur. Die Funktion insbesondere von Magen und Darm wird gestärkt und der Unterbauch und untere Rücken erwärmt.

Und so können wir uns die Bewegung vorstellen: Unsere Wirbelsäule schlängelt sich sanft voran (nach oben), wendet dabei schon mal die Schwimmrichtung nach links und rechts und auch mal nach unten, um dann weiter zu schwimmen (wieder nach oben) und nach einer langen Gleitphase schließlich mit ein paar von oben nach unten durch die Wirbelsäule ziehenden Wellen anzulanden – in der Grundposition – von der aus der Drache wieder erneut losschwimmen kann.

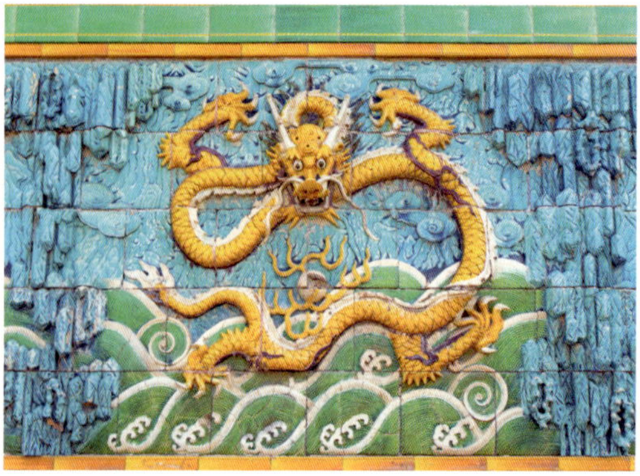

So geht die Übung

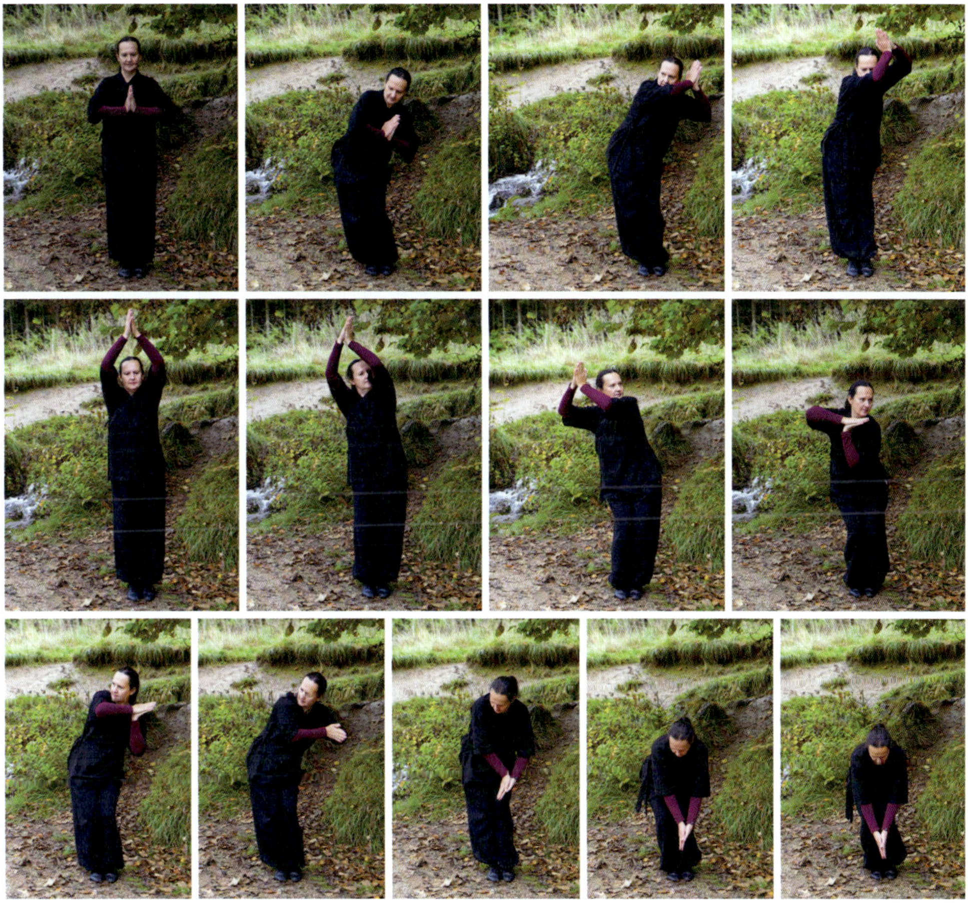

Handflächen zusammen. Fingerspitzen oben vor der Brust, wie zum Gebet. Die gefalteten Hände links im Bogen am Kopf vorbei nach oben. Dabei Hüfte nach rechts, wir schauen auch nach rechts, Schultern links mit den Händen auspendelnd.

Hände im Bogen weiter hoch über den Kopf. Wirbelsäule pendelt wieder ein, Arme über dem Kopf fast völlig durchgestreckt nach oben. Körper lang machen, dehnen. Noch über dem Kopf gefaltete Hände wieder mittig über dem Bai Hui, unserem Scheitelpunkt.

Hände rechts im Bogen neben dem Kopf nach unten. Schwimmend vor dem Körper, die Fingerspitzen nun voran unter dem Kinn nach links. Hüfte und Blick links, Schultern rechts.

Hände vor dem Körper gefaltet linkswärts, Fingerspitzen voran. Sind die Hände unter dem Kinn, ist die Wirbelsäule wieder gerade. Alles mittig. Knie leicht gebeugt.

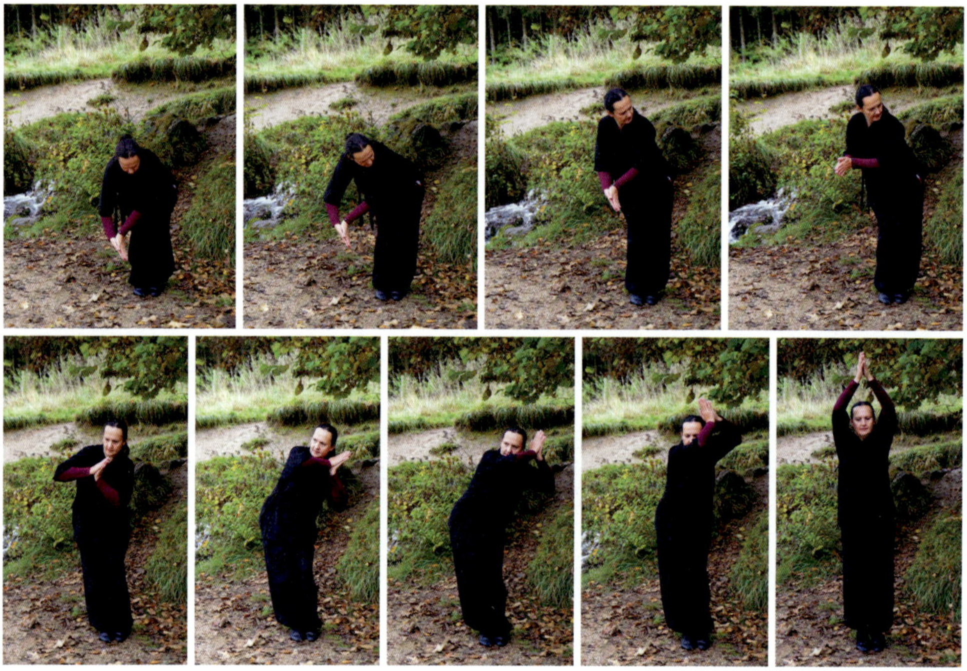

Im Weiterschieben der Hände nach links pendeln Hüfte und Blick nach rechts, Schultern links.

Hände drehen die Fingerspitzen nach unten und im Bogen schräg vor der Hüfte hinab nach rechts - Hüfte und Blick mitpendelnd schwimmen die Finger nach schräg rechts unten und weiter unten nach schräg links bis vor die Knie, wo sie nach unten zeigen.

Dabei schrittweise mehr und mehr in die Knie - Blick unten, Knie und Hüften gebeugt, Wirbelsäule in sich und von vorne betrachtet gerade.

Hände im Bogen links wieder höher neben die Hüfte ziehen - Hüfte und Blick pendelt nach rechts, Schultern links.

Von dort Hände von links nach rechts vor den Körper ziehen, Fingerspitzen folgen, die Hände wieder von links nach rechts vor dem Körper, schräg neben die Hüfte. Hüfte und Blick rechts, Schulter rechts.

Von dort ziehen wir die gefalteten Hände links unten bis rechts im Bogen neben den Kopf hochschwimmend, die Fingerspitzen gehen nun natürlich wieder voran - Hüfte und Blick wieder nach links auspendelnd, Schulter links.

Hände wieder unter dem Kinn von rechts nach links ziehen, Fingerspitzen voran und dann im Bogen links am Kopf vorbei bis über Bai Hui, dabei hoch auf die Zehenspitzen. Ihr ganzer Körper ist nun langgestreckt.

Lassen Sie die Fersen zu Boden sinken, Hände gefaltet vor dem Körper in die Gebetsposition und von dort in die Grundposition mit den Daumen auf Nabelhöhe und den Fingerspitzen zur Mitte unten zeigend.

Dabei darf eine Welle von oben nach unten durch die Wirbelsäule gehen.

Der Drache schwimmt sich schlängelnd ans Ufer.

Abschließend stehen wir in der Grundposition.

Sie können diese Übung mehrmals wiederholen. Sie können dabei auch die Richtung wechseln und den schwimmenden Drachen auch spiegelverkehrt ausüben – dann gern drei- oder fünfmal.

Auch ist es möglich, mehrere Wiederholungen nahtlos ineinander übergehen zu lassen, ohne dazwischen die Grundposition (Bild rechts) einzunehmen.

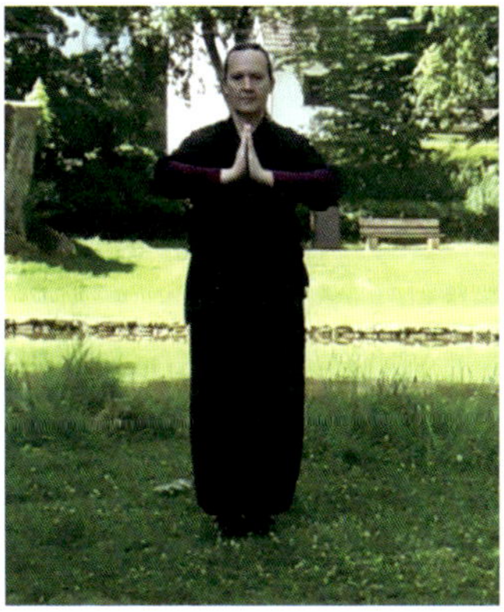
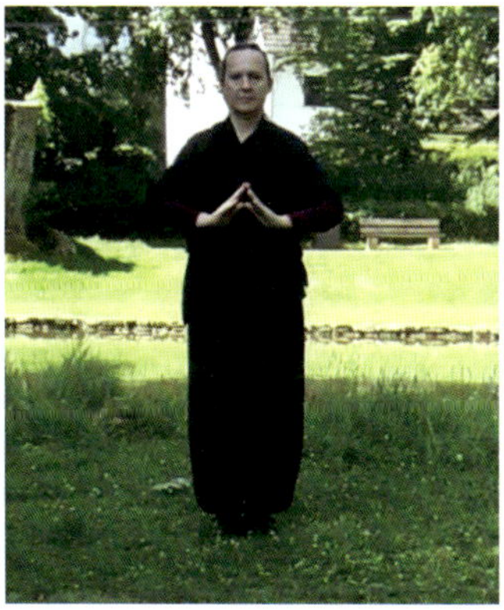
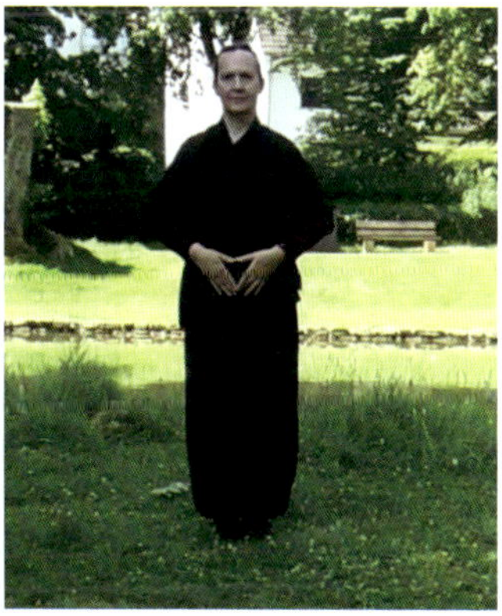

Kräftigungsübungen aus dem Shiba Luo Han Gong

Das körperliche Altern beginnt in den Beinen,
das geistige Altern beginnt im Nacken.
(Chinesisches Sprichwort)

Es ist ein weit verbreitetes Missverständnis, dass Qigong oder auch das teils nach denselben Prinzipien funktionierende Taijiquan (Tai-Chi) ohne den Einsatz von Muskelkraft auskommen. Fakt ist: Wir brauchen fürs und beim Üben auch unsere Muskulatur - auch wenn wir lernen, sie etwas anders zu benutzen, als beispielsweise in der Gymnastik oder den Kampfkünsten.

Den Sinn von kräftigenden Übungen und den damit verbundenen Aufbau von Muskelmasse erkennen längst auch westliche Langlebigkeitsforscher. Sie empfehlen, möglichst ab dem 30. oder 35. Lebensjahr Muskelaufbautraining zu machen. Nur durch den Aufbau können wir dem Abbau entgegenwirken und ihn verlangsamen, so der Gedanke.

Das Shiba Luo Han Gong besteht aus drei Sets mit insgesamt 18 Übungen (Shiba = 18). Jede der Übungen besteht aus bis zu vier einzelnen Übungen, die je achtmal wiederholt werden. Die Übungen lösen und vertiefen die Atmung wie andere Qigong-Übungen auch, wirken aber besonders effektiv stärkend. Somit können diese Übungen helfen, schnell zu Kräften zu kommen, etwa nach längerer Sportabstinenz, beispielsweise wegen einer Verletzung oder nach einer Erkrankung. Auf den folgenden Seiten finden Sie einzelne Übungen für verschiedene Körperbereiche. Natürlich dürfen Sie die Wiederholungszahl für sich auch auf weniger Wiederholungen reduzieren und die Intensität Ihren Bedürfnissen anpassen.

Wichtig: Hände und Fäuste sind bei diesem Qigong besonders stark gespannt.

Tipp: Sie können nach jeder Übung abschließen oder mehrere der hier vorgestellten Übungen ausführen. Stehen Sie abschließend einige Momente und schließen dann ab nach Bedarf mit Shou Gong, Atemübungen oder auch einer Klopfmassage.

Lai Hui La Ju – hin- und hersägen

Stellen Sie sich mit geschlossenen Füßen hin und ballen die Fäuste neben dem Rumpf. Einatmend ziehen Sie die Fäuste in Richtung Körper, bis die Fäuste neben dem Körper sind.

Ausatmend schieben Sie die Fäuste vor und öffnen die Hände.

Einatmend ziehen Sie die Fäuste wieder an, Ellbogen zurück, Fäuste neben dem Körper – variieren Sie ruhig die Höhe: mal Taillen- mal Brusthöhe, mal bis unter die Achselhöhlen gezogen. Achtmal ein- und ausatmend vor- und zurück.

Variante: Bei der Ausatmung auch vorne die Fäuste geschlossen halten.

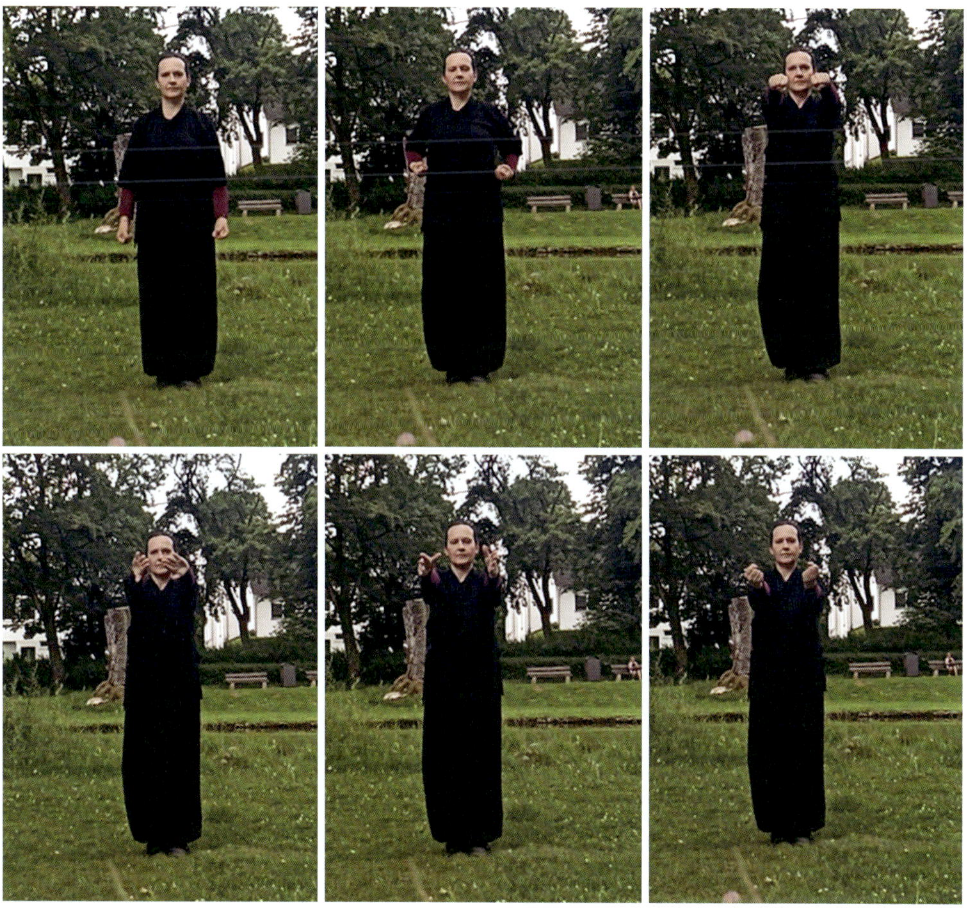

Fu Li Zhi Di – zur Erde verbeugen

Bitte üben Sie diesen Teil der Übung nur, wenn Sie keine Rückenprobleme haben.

Die Arme sinken neben den Körper, die Fäuste sind weiter fest geschlossen.

Einatmend ziehen Sie die Fäuste hoch über den Kopf mit dann gestreckten Armen.

Ausatmend knicken Sie in der Hüfte mit geradem Rücken (leichtes Hohlkreuz auch ruhig) nach vorne/unten.

Unten gehen die Hände auf.

Einatmend greifen Sie und ziehen die Fäuste sich aufrichtend neben dem Körper hoch über den Kopf. Wiederholen Sie diese Übung achtmal.

Abschließend lösen, einige Atemzüge stehend verweilen.

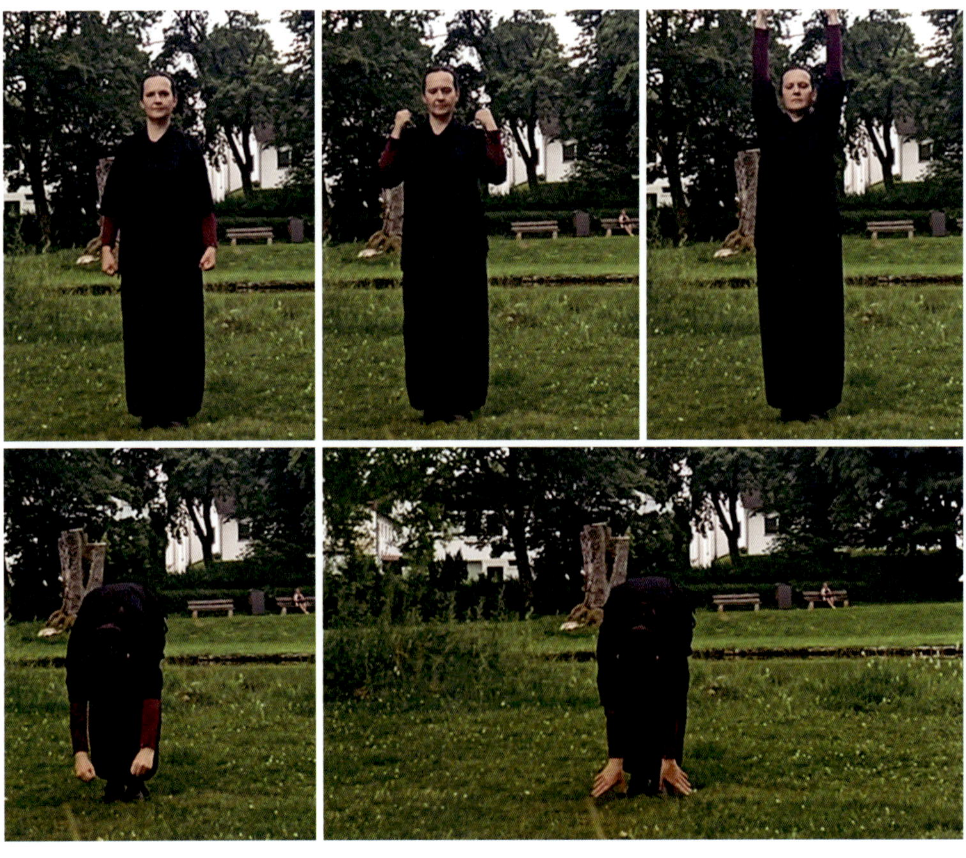

Yang Fu Chao Tian – den Bauch zum Himmel zeigen

Nach dem letzten Aufrichten heben Sie die Hände schräg hinten über den Kopf zum Himmel, den ganzen Körper nach hinten gedehnt, leicht in Knien und Hüften gedehnt - Hüfte und Rumpf sind dabei nicht abgeknickt, sondern bleiben verbunden. Bauch und Handflächen zeigen zum Himmel, die Hände dürfen dabei gern leicht nach hinten abgeknickt sein.

Mindestens 30 Sekunden sanft ein- und ausatmend verharren.

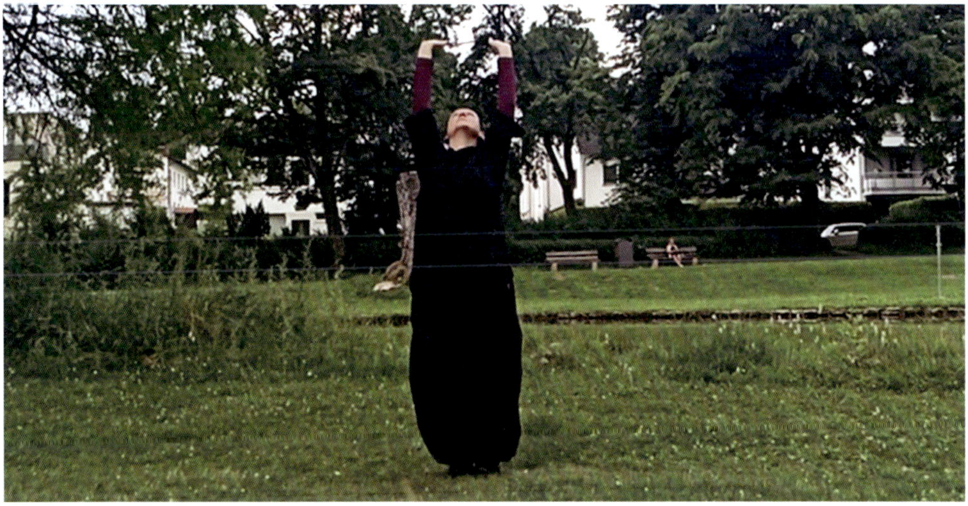

Ton Zi Bai Fo – der kleine Junge grüßt den Buddha

Stellen Sie sich mit weit geöffneten Beinen hin, im möglichst tiefen, aber noch gut aushaltbaren Reiterstand Mabu. Achten Sie darauf, dass Sie stabil stehen. Fußspitzen und Knie leicht nach außen.

Führen Sie die Handflächen ausatmend vor der Brust zusammen, bis sie sich fast berühren.

Drehen und strecken Sie die Handflächen und Arme einatmend zu jeder Seite.

Wiederholen Sie diese Übung achtmal. Die Finger und die Hand bleiben stark gespannt.

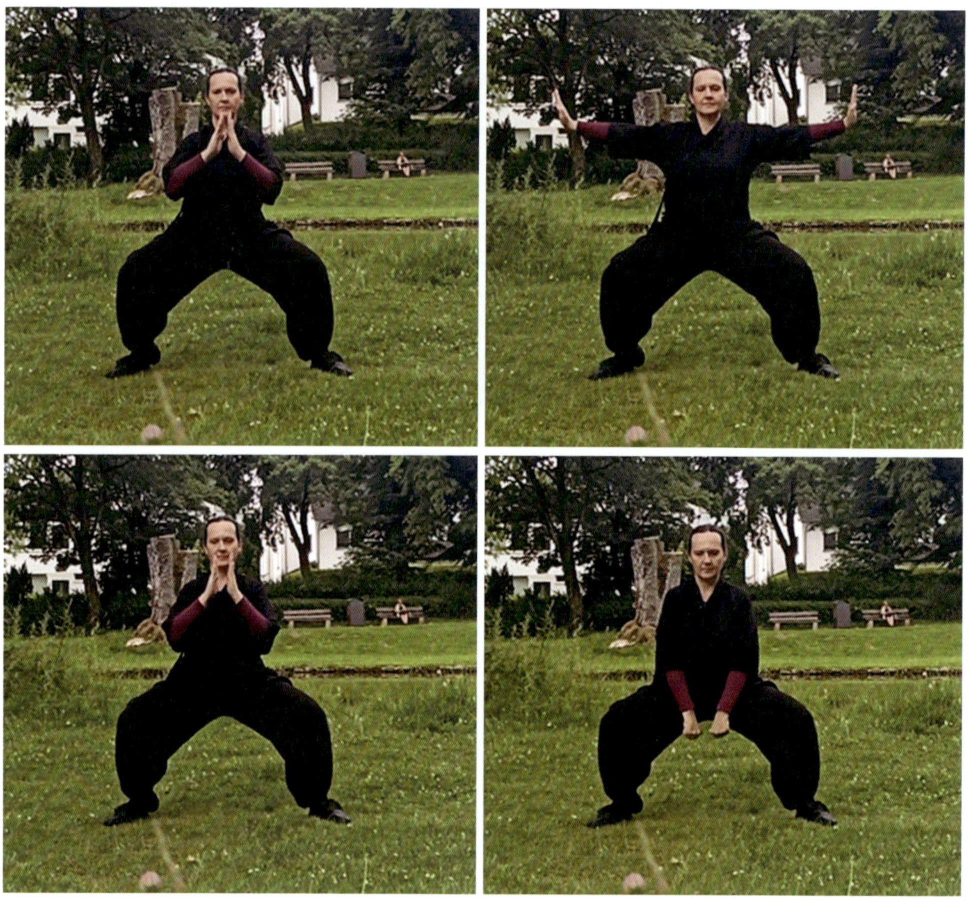

Jin Jing Ji Shui – Wasser hochziehen

Nach der vorherigen Übung bleiben Sie im gern wieder etwas nach unten nachgebenden Mabu-Stand und schlagen nach der letzten Wiederholung mit den Fäusten nach unten, gehen dabei auch gern etwas tiefer in die Knie.

Unten greifen Sie einatmend, ballen wieder die Fäuste und ziehen diese bis vor die Schultern, als würden Sie einen Wassereimer hochheben. Wiederholen Sie diese Übung achtmal.

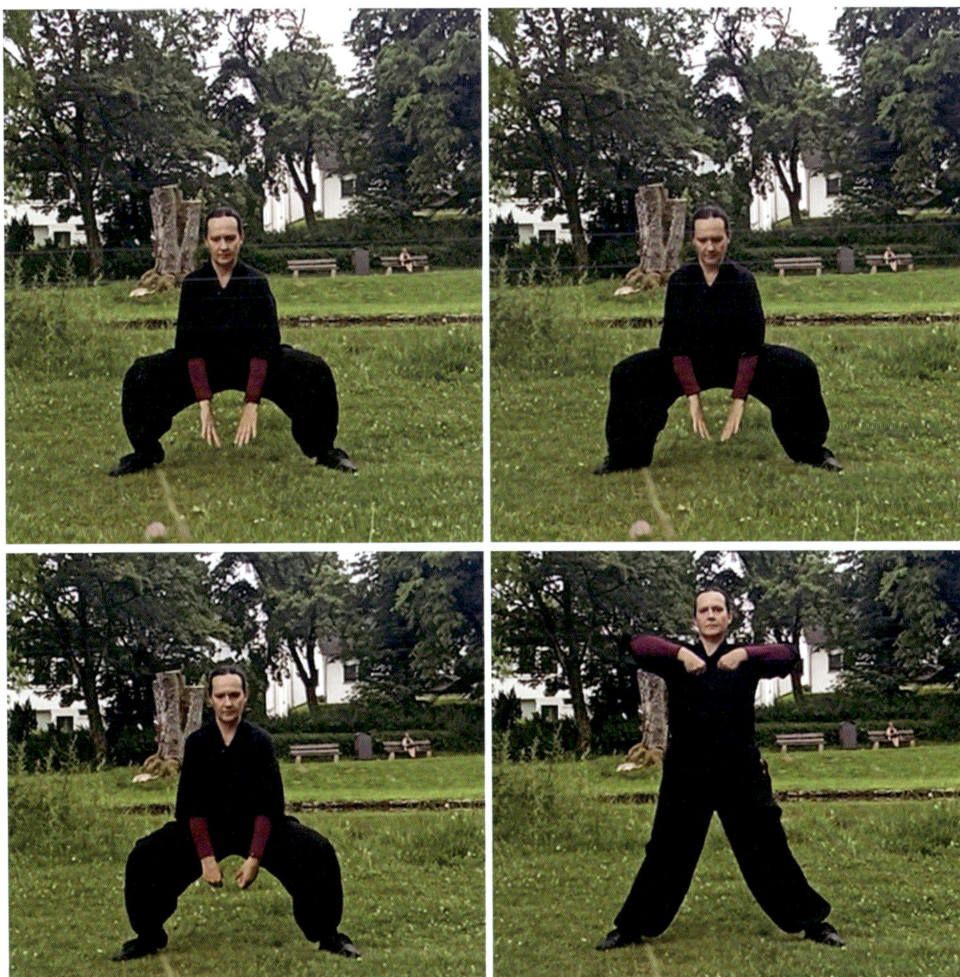

Huo Lian Jin Dan – die goldene Kugel im Feuer schmieden

Nach dem letzten Hochziehen sinken Sie wieder etwas in den Mabu-Stand und öffnen die Arme zum Himmel - die Handflächen und der Körper sind wie eine Schale nach oben geöffnet. Die Hände bleiben gestreckt, das Gesicht lächelt leicht zum Himmel. Mindestens 30 Sekunden sanft ein- und ausatmend verharren.

Bei dieser Übung öffnen wir uns für die kosmische Energie.

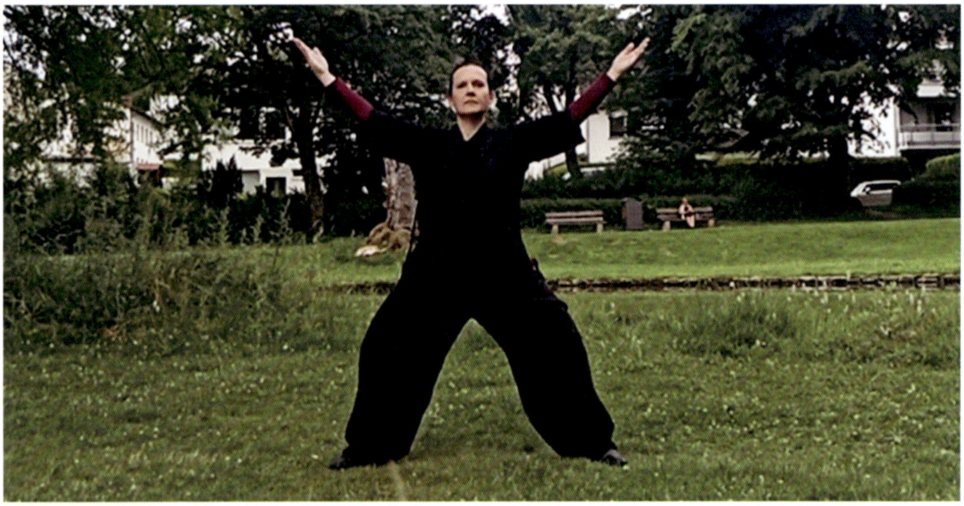

Qing Long Hui Shuo – der blaugrüne Drache schaut nach hinten

Sie stehen im geschlossenen Stand.

Ziehen Sie beide Fäuste links und rechts neben den Körper (zwischen Taille und Achsel).

Einatmend setzen Sie mit links einen Schritt zur Seite, das hintere, rechte Bein gestreckt, dabei strecken Sie beide Arme nach links, die Handflächen schräg nach außen. Ihr Blick geht dabei zu der anderen Seite, also nach rechts.

Ausatmend machen Sie einen Schritt zurück in die Mitte, die Fäuste wieder neben dem Körper. Wiederholen Sie diese Übung achtmal. Dann erfolgt der Seitenwechsel, den wiederholen Sie ebenfalls achtmal.

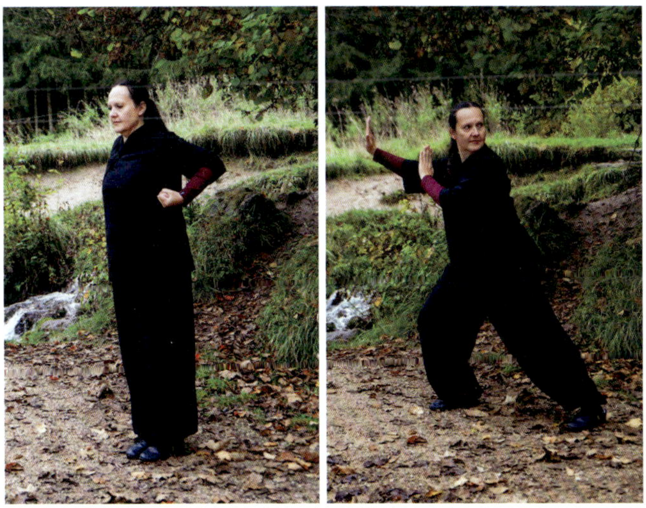

Jin Gang Dao Chu – Buddhas Wächter stampft mit dem Stößel

Sie stehen im Mabu-Stand.

Heben Sie Ihre Fäuste abwechselnd mit gerundeten Armen hoch und lassen Sie sie wie auf eine große Trommel vor sich niedergehen. Die Kraft dafür holen Sie aus dem Rückenstrecker, der Rücken darf sich dabei also auch nach hinten dehnen und nach vorn rund werden. Wiederholen Sie diese Übung achtmal. Atmen Sie entspannt ein und aus in Ihrem eigenen Tempo.

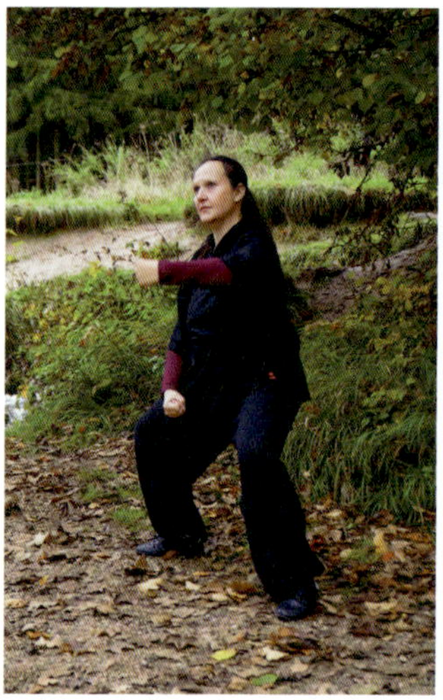
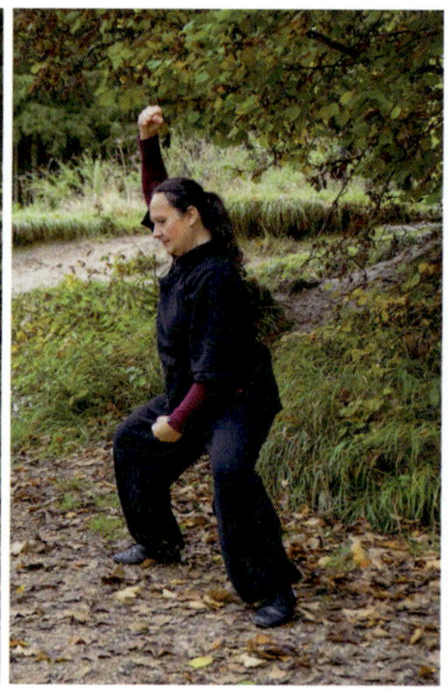
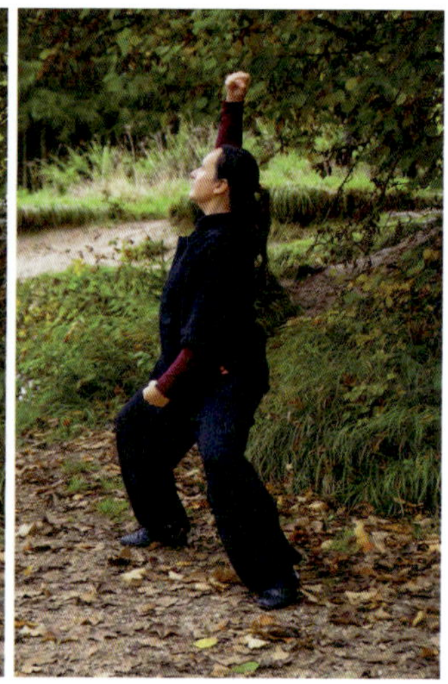

Die Zwölf Brokate (Wudang Sanfeng Pai)

Es gibt ganz viele unterschiedliche Variationen der Acht Brokate in den diversen Qigong-Traditionen. Diese können sehr unterschiedlich aussehen und ähneln einander teils nur entfernt.

Auch die Wudang Sanfeng-Schule vermittelt Brokatübungen. Meister Wang Taike aus Wudang in Hubei, China, Qigong-Meister und daoistischer Mediziner hat diese zwölf Übungen entwickelt und ich habe sie von seinem Schüler, Meister Guan Yongxing, gelernt.

Dieses Qigong dehnt und öffnet systematisch die zwölf Haupt- oder Organmeridiane und hilft, alle Gelenke zu öffnen, lockert und löst dabei auch Körpergewebe wie Muskeln, Sehnen, Bänder sowie Faszien, vertieft und erleichtert auch die Atmung. Die Zwölf Brokate sind meiner Erfahrung nach nicht nur ein effektiv lösendes und befreiendes Qigong, sondern für mein Gefühl auch durch den über weite Strecken hinweg geschlossenen Stand – also Füße beieinander stehend – gut dazu geeignet, die Asymmetrien des Körpers auszugleichen.

Im Folgenden finden Sie alle zwölf Brokatübungen beschrieben.

Ausgangsposition des Qigong der Zwölf Brokate ist der geschlossene Stand, die Hände liegen über dem unteren Dantian (knapp unter dem Bauchnabel) übereinandergelegt, wobei die Daumen verschränkt sind.

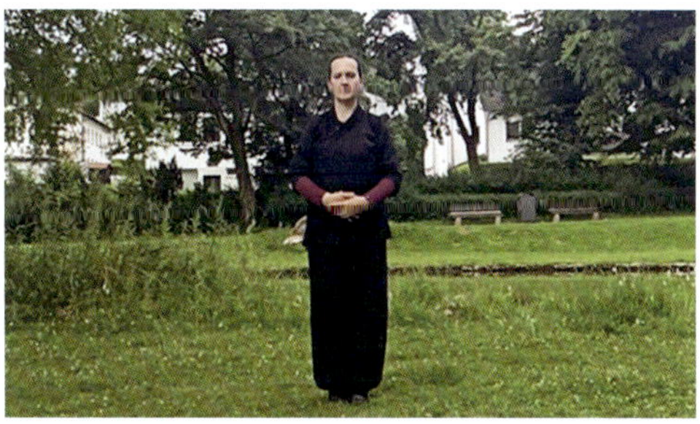

Hinweis: Geöffnet wird immer mit dem linken Fuß. Anfangs atmen Sie bitte einfach natürlich in Ihrem eigenen Rhythmus.

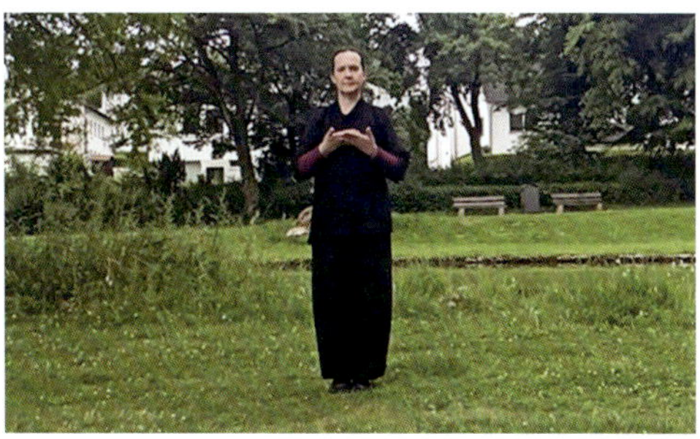

Heben Sie die Handflächen einatmend vor dem Bauch nach oben bis auf Brusthöhe, die zuvor äußere Hand bleibt unten. Ausatmend drehen Sie die Fingerspitzen nach außen, einatmend strecken Sie Arme und Fingerspitzen dann nach links und rechts.

Dieser Ablauf ist vor jeder Übung gleich. Weiter geht es danach - mit Ausnahme der ersten und der geschlossenen Brokatübungen - wie folgt:

Sinken Sie etwas auf den rechten Fuß. Heben Sie nun die linke Ferse und das linke Knie und stellen das linke Bein dann in der von Ihnen gewünschten Höhe und Form zur Seite.

Im Original geht es so: Sie heben erst das Knie, dann das Bein in ganzer Länge gerade nach vorne auf etwa Hüfthöhe, dann stellen Sie es im großen Bogen nach links in einen relativ weit geöffneten Mabu-Stand, also einen tiefen Reitersitz.

Dosierhinweis: Wenn Sie höher stehen wollen, heben Sie beim Öffnen einfach nur leicht das Knie und setzen Ihren linken Fuß etwa schulterbreit oder hüftbreit nach links. Das geht auch. Passen Sie die Brokatübungen so Ihrer aktuellen Konstitution oder Tagesform an.

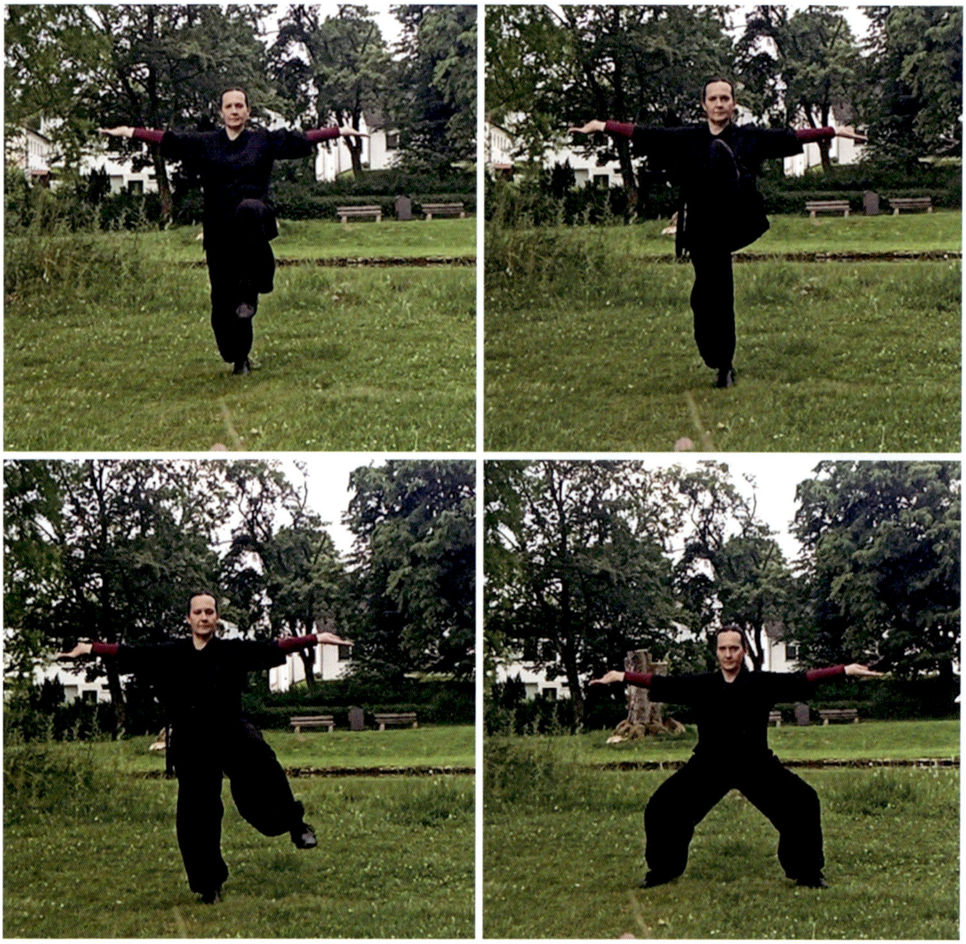

Wichtig: Das Öffnen geschieht immer über das Öffnen der Hüftgelenke. Die Knie sind locker gebeugt und werden nach außen gehalten, wie beim breiten Hinsetzen (Reitersitz) in der Luft. Die Unterschenkel bleiben in etwa senkrecht stehen - wir beugen also im Reitersitz nicht etwa die Fußgelenke - das würde vor allem die Knie unnötig belasten. Wir öffnen und federn in den Hüften - nicht mit den Fuß- oder Kniegelenken.

Auch die Abschlussbewegung nach jeder Übung wiederholt sich: Öffnen Sie die Arme gestreckt zur Seite auf Schulterhöhe.

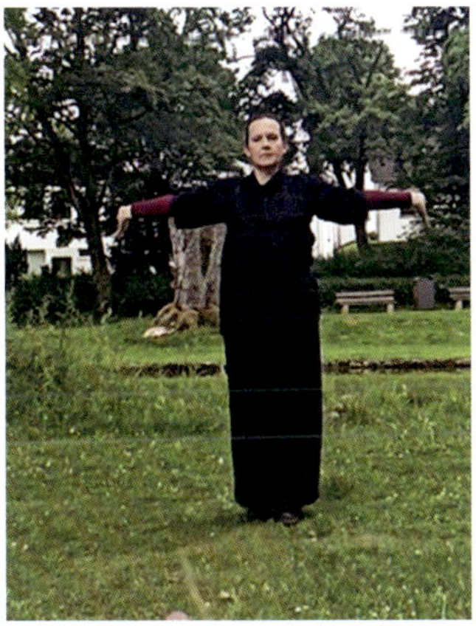

Die Hände knicken Sie dabei in den Handgelenken nach hinten ab. Einatmend.

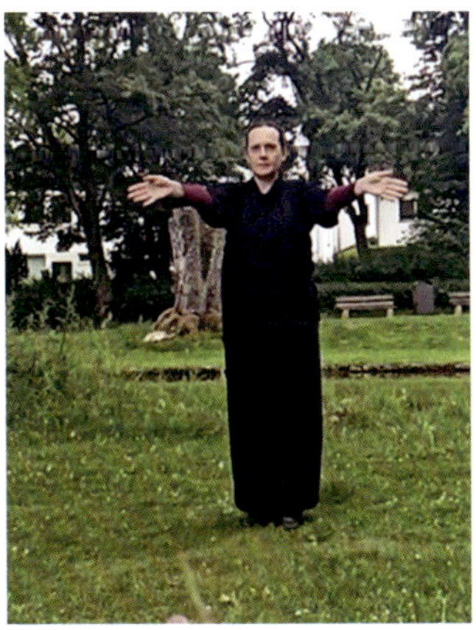

Führen Sie die gestreckten Arme im großen Bogen vor den Körper, bis die Handflächen zueinander zeigen. Ausatmend.

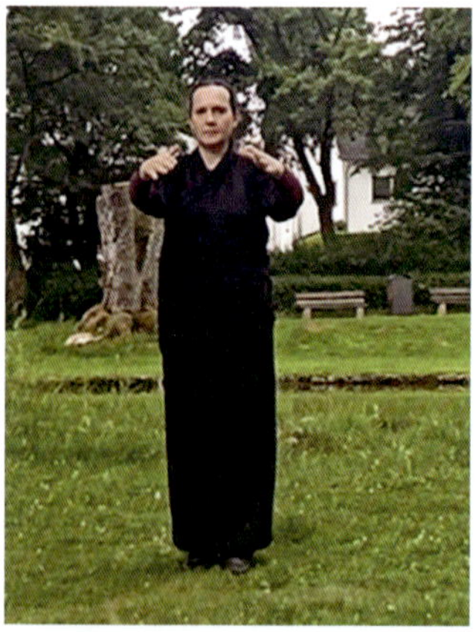

Einatmend führen Sie die Hände zur Brust.

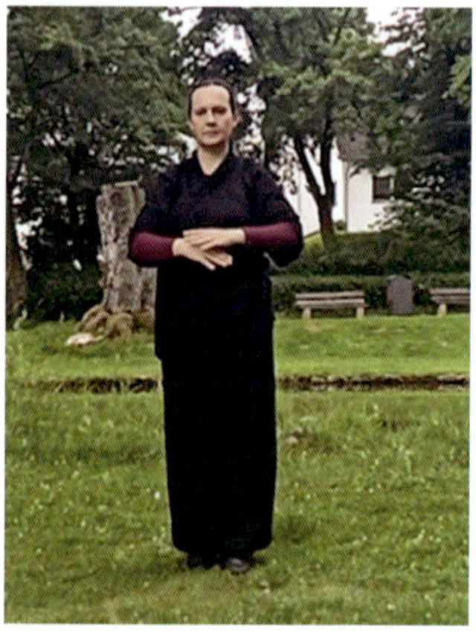

Ausatmend lassen sie die Hände mit den Handflächen abwärts vor dem Körper zum Unterbauch sinken, sodass sie wieder in die Grundstellung kommen.

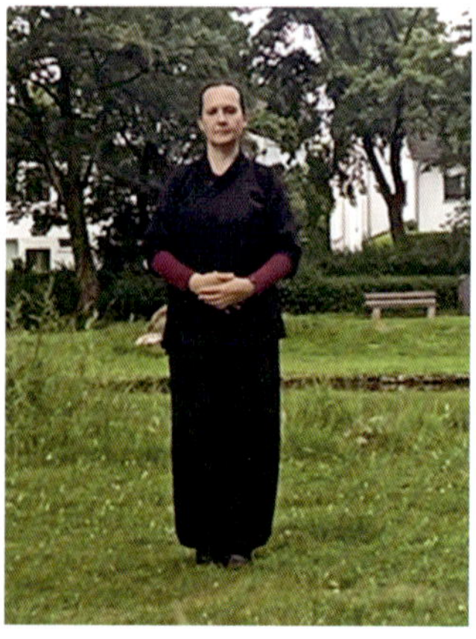

In der Grundposition sind die Hände, Daumen miteinander verschränkt, Handflächen übereinander liegend auf dem Unterbauch, Füße beieinander.

1. Brokat: Mit den Händen den Himmel halten

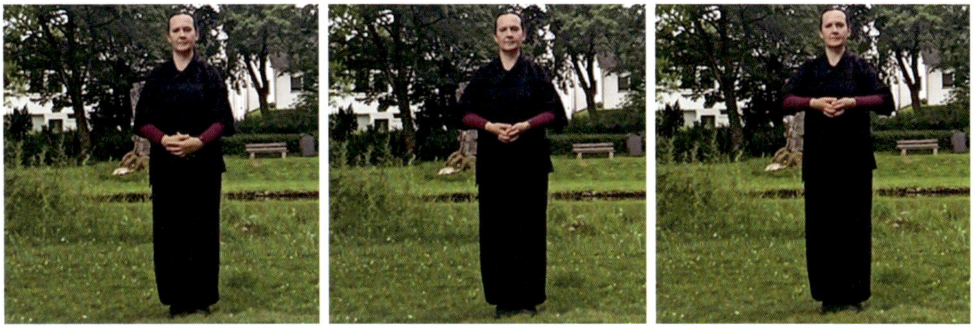

Verschränken Sie die Finger und heben Sie die Hände bzw. Handflächen aufwärts vor dem Körper hoch auf Brusthöhe.

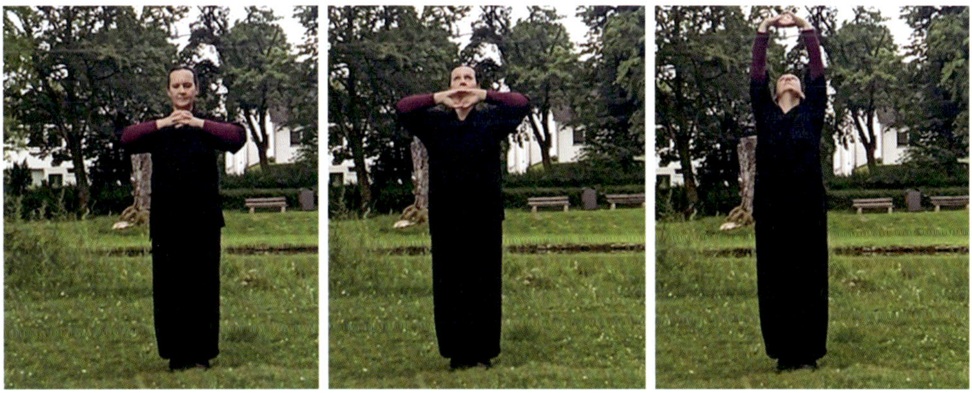

Dort drehen Sie die Handflächen ausatmend nach unten und dann zum Himmel.

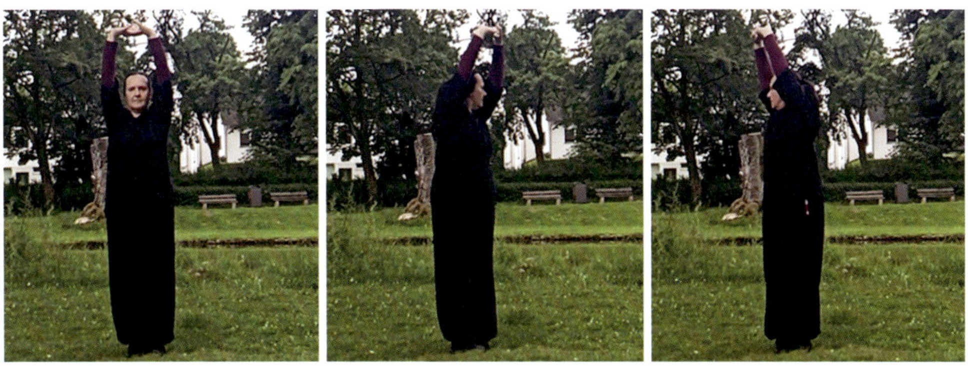

Heben Sie die weiterhin verschränkten Hände nun über den Kopf, die Arme werden natürlich sanft gestreckt.

Ihr Blick folgt den Händen dabei und geht dann nach vorne, während die Hände oben bleiben.

Dreimal nach links drehen, dreimal nach rechts, wiederholen. Bitte behutsam drehen - nur so weit, wie es angenehm möglich ist.

Abschluss: Hände zur Seite herabsenken, Fingerspitzen nach hinten, Arme gestreckt im großen Bogen nach vorne vor den Körper, vor dem Körper heran und hinabsenken zurück in die Grundstellung.

Grundsätzlich zum Atem

Bei den zwölf Brokatübungen atmen Sie in der Mitte ein und zur Seite hin aus - möglichst natürlich und entspannt in Ihrem persönlichen Tempo.

Bei dieser Übung gibt es zwei Atemvariationen: Ausatmend zur Seite, einatmend zur Mitte. Oder alternativ: einatmen, drehen, ausatmen in der Mitte, wieder einatmen vor dem nächsten Drehen. Aber: Bitte nur den Atem halten, solange sich dies auf natürliche Weise machen lässt. Nicht anhalten.

Zum Schluss lösen Sie die Hände, strecken die Arme zur Seite und schließen auf die übliche Weise ab, um zurück in die Grundstellung zu kommen.

Exkurs: Mabu-Gongbu-Wechsel

Bei den Brokatübungen im geöffneten Stand ist es wichtig, dass Sie beim atmenden Drehen nach links und rechts auch Ihre Beinhaltung entsprechend verändern - egal, auf welcher Höhe Sie üben.

Sie vollziehen also immer einen Wechsel zwischen dem (tiefen oder auch höheren) Reiterstand Mabu und dem auch als Bogenschritt bezeichneten Gongbu - zwei in der Kampfkunst gebräuchlichen Schritten.

Üben Sie ruhig den Wechsel gesondert ein: Gongbu - Mabu - Gongbu - Mabu etc.

Im Mabu sind beide Beine gebeugt und gleichmäßig belastet. Im Gongbu ist das vordere Bein gebeugt, Ihr Oberkörper bleibt aufrecht und das hintere Bein ist gestreckt.

Wichtig: Fußspitze und Knie zeigen immer in dieselbe Richtung. Und die Bewegung kommt aus der Hüfte - aber Sie sollten die Beine stets „mitnehmen", sodass die Füße und auch Knie in Drehrichtung mitgehen.

2. Brokat: Den Bogen spannen nach links und rechts

Heben Sie die Hände vor dem Körper, dehnen die Arme zur Seite, heben Ihr linkes Bein und öffnen im großen (oder auch kleineren) Bogen ins tiefe Mabu (oder höher, nach Bedarf).

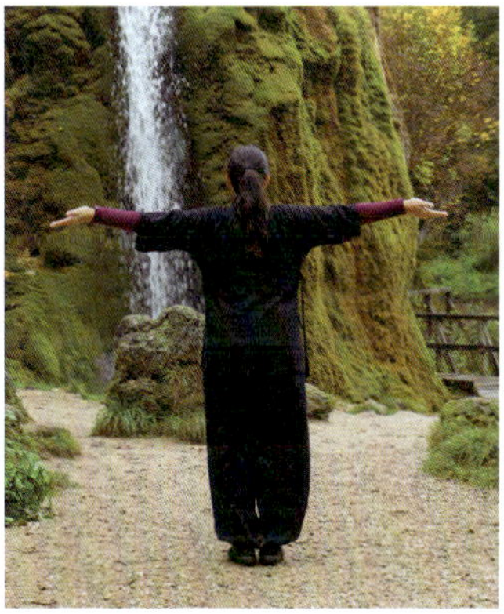
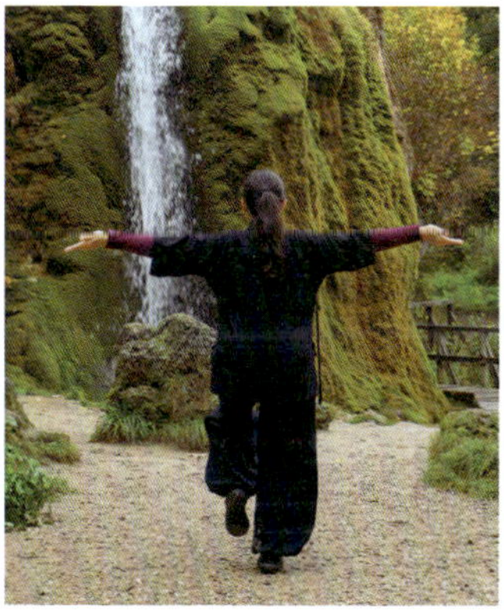
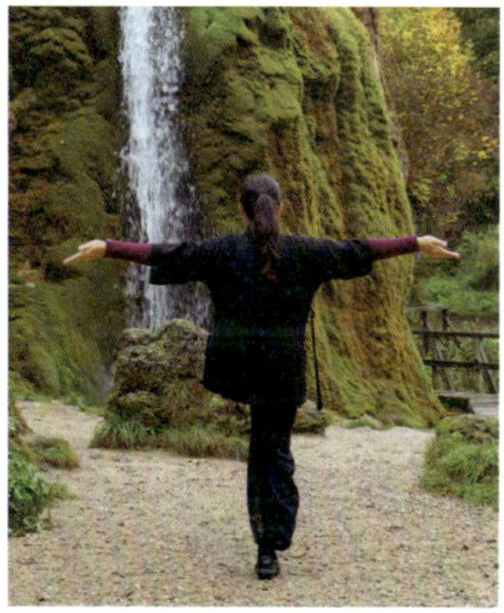

Oberkörper dreht aus der Hüfte nach links, rechter Arm geht im großen Bogen gestreckt nach links mit. Das hintere Bein ist gestreckt, das vordere gebeugt, Ihr Oberkörper bleibt aufrecht.

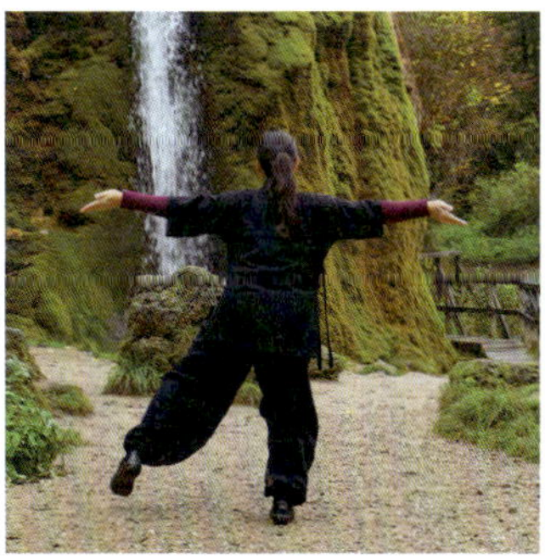
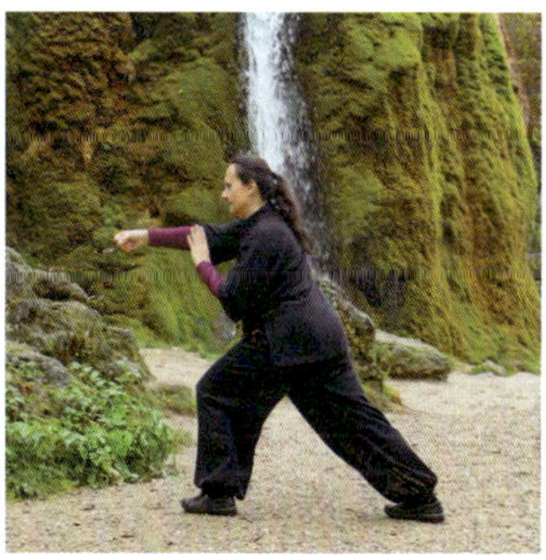
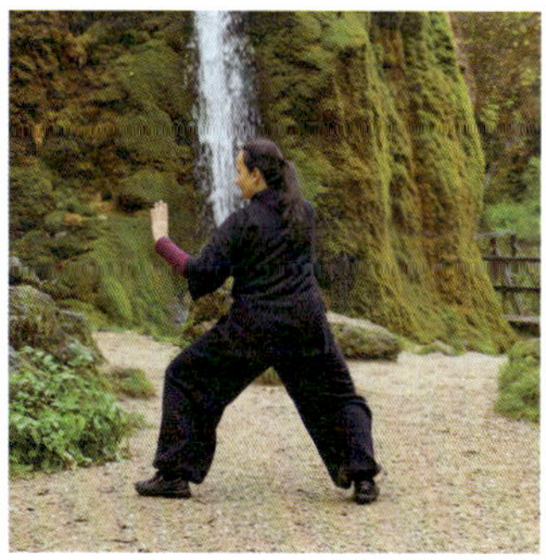

Einatmend und sich ins Mabu setzend, spannen Sie mit dem rechten Arm den Bogen.

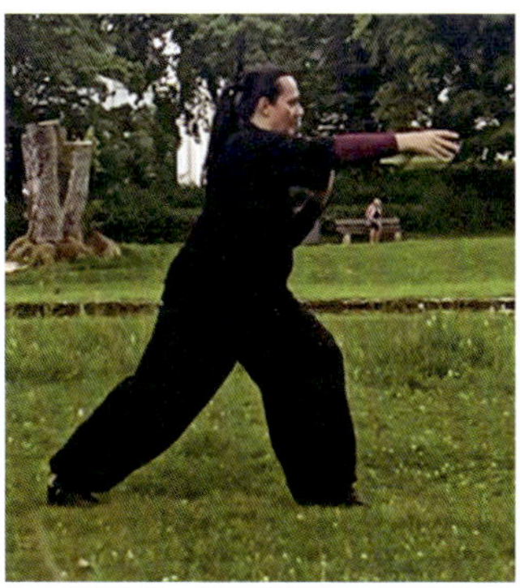
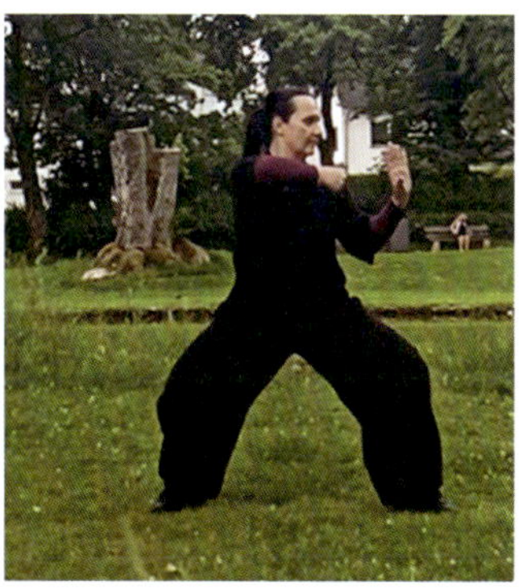

Im Mabu sitzend ziehen Sie den Pfeil noch ein Stückchen weiter bei der vollständigen Einatmung – und damit auch den Brustkorb auf.

Dann schießt der Pfeil mit dem rechten Arm über die linke Hand wieder in gerader Linie nach links (ausatmend). Dreimal, in Ihrem Atemrhytmus.

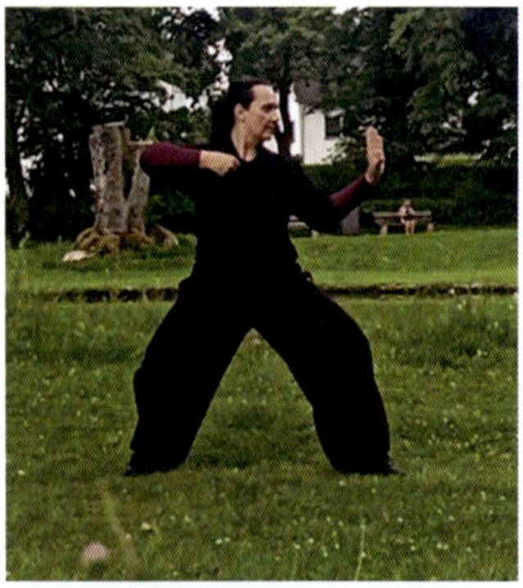

Aus der Hüfte nach rechts drehen.

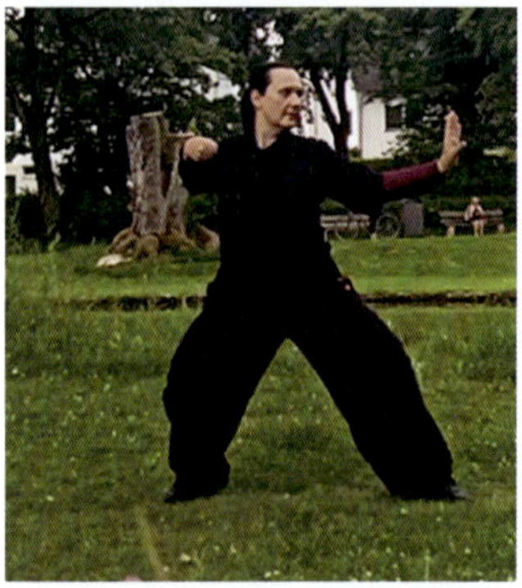

Ihr linker Arm geht gestreckt im großen Bogen nach rechts mit und spannt dort spiegelverkehrt wie oben beschrieben dreimal den Bogen, um den Pfeil in gerader Linie nach rechts - und von Ihnen aus gesehen: vorne - zu schießen.

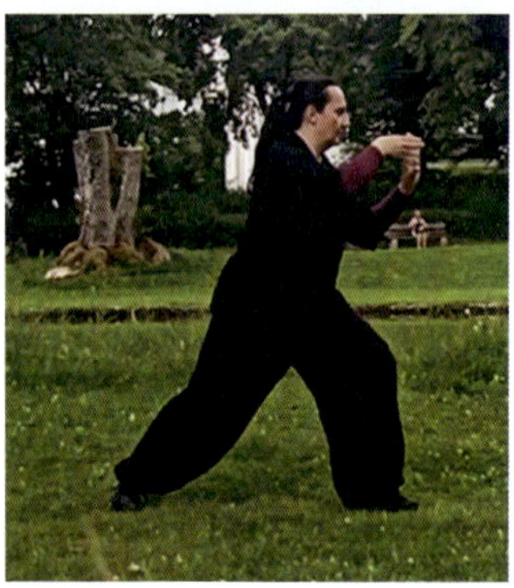

Wiederholung: Danach drehen Sie sich wieder nach links und spannen den Bogen je dreimal nach links und dann wieder dreimal nach rechts.

Abschluss: Hände zur Seite, Fingerspitzen nach hinten, Arme gestreckt im großen Bogen nach vorne vor den Körper, vor dem Körper heran und hinabsenken zurück in die Grundstellung.

3. Brokat: Wechselnd die Hände heben

Hände vor dem Körper heben, Arme zur Seite.

Der linke Arm sinkt, die Handfläche zeigt zur Erde. Der rechte Arm steigt zugleich seitlich neben den Körper auf, die Handfläche zeigt zum Himmel. Beide Arme sind die ganze Zeit sanft gestreckt, also die Ellbogen möglichst gerade. Beide Hände sind im Idealfall zu etwa 90 Grad abgewinkelt. Einatmen.

Der Oberkörper ab der Hüfte dreht ausatmend sanft Wirbel für Wirbel nach links.

Der hintere (linke) Arm dreht nach hinten und steigt gestreckt auf, während der vordere (rechte) in einem Innenkreis vor dem Körper herabsinkt.

Der Oberkörper dreht sich wieder zurück nach rechts zur Mitte und weiter.

Die Bewegung des Arms erfolgt aus der Schulter, die Drehung um die Wirbelsäulenachse. Ihr Arm bleibt während der Übung gestreckt, die Hand abgewinkelt.

Wie zuvor dreht der hintere (rechte) Arm nach hinten und steigt dann auf, während der vordere (linke) Arm herabsinkt.

Dreimal nach links und dreimal nach rechts.

Abschluss: Hände zur Seite, die Arme gestreckt, im großen Bogen nach vorne vor den Körper, vor dem Körper heran und hinabsenken zurück in die Grundstellung.

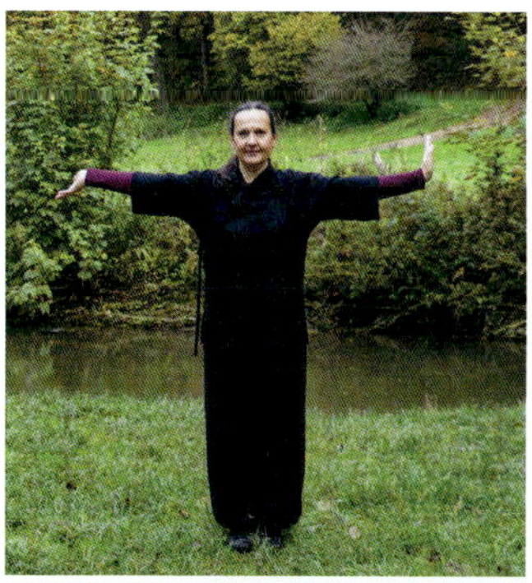

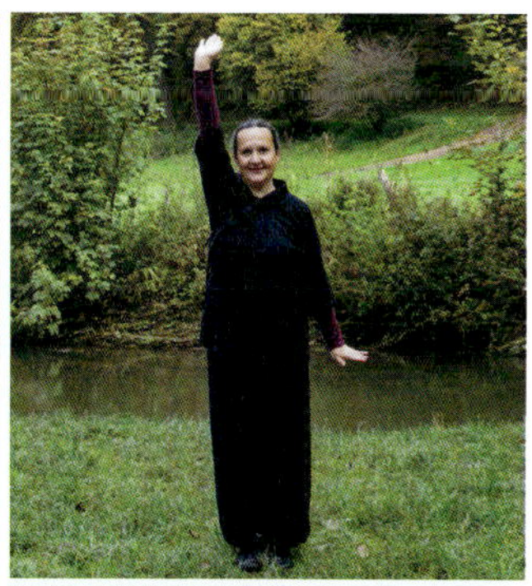

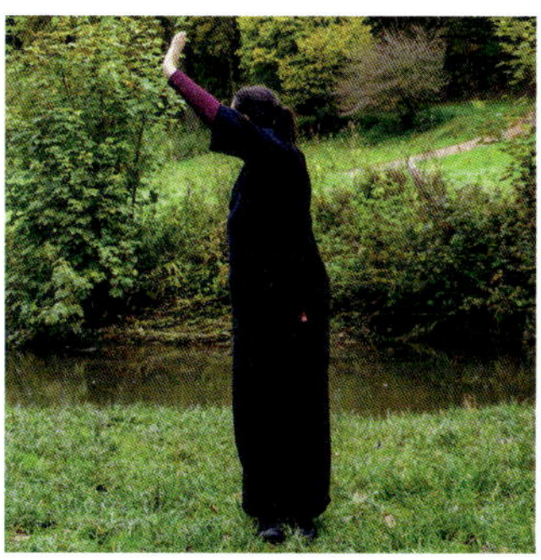

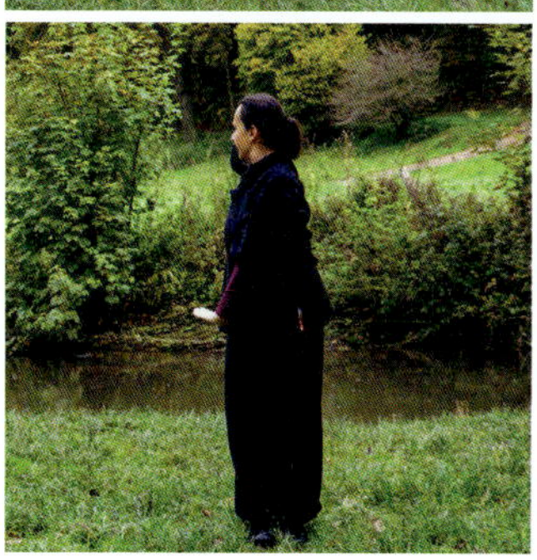

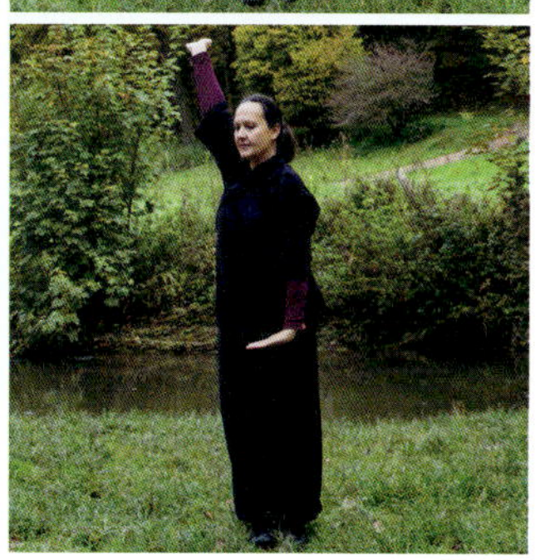

4. Brokat: Zurückblicken auf die fünf Mühen und sieben Verletzungen

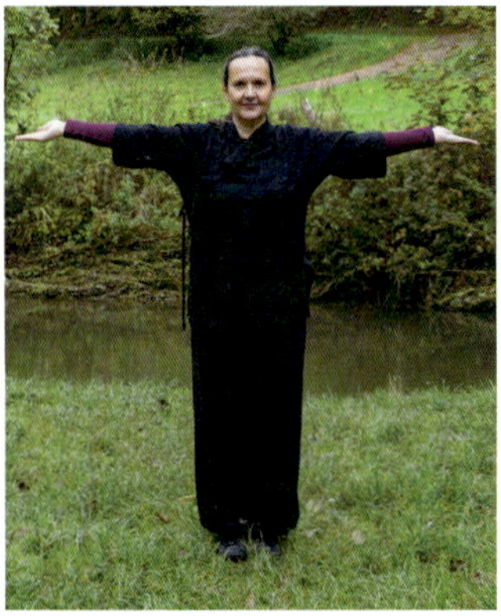

Hände vor dem Körper heben, Arme zur Seite. Arme ausgestreckt.

Die Handflächen zeigen zum Himmel.

Dreimal sanft nach links drehen (Atem natürlich ausatmend zur Seite, einatmend in der Mitte), dann dreimal nach rechts drehen. Der Blick darf in Richtung der rückwärtigen Hand gehen.

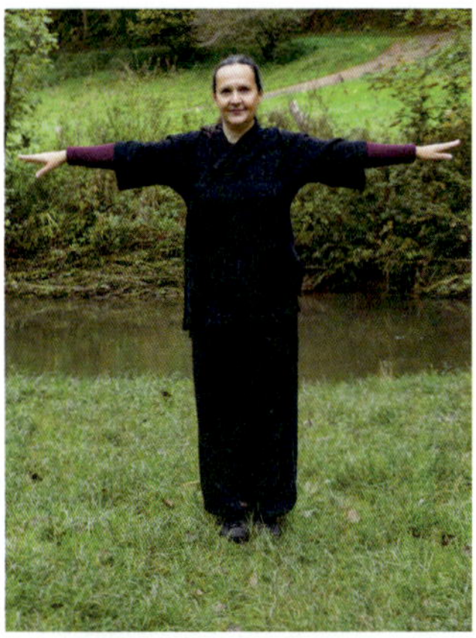

Handflächen unten: dreimal nach links, dreimal nach rechts.

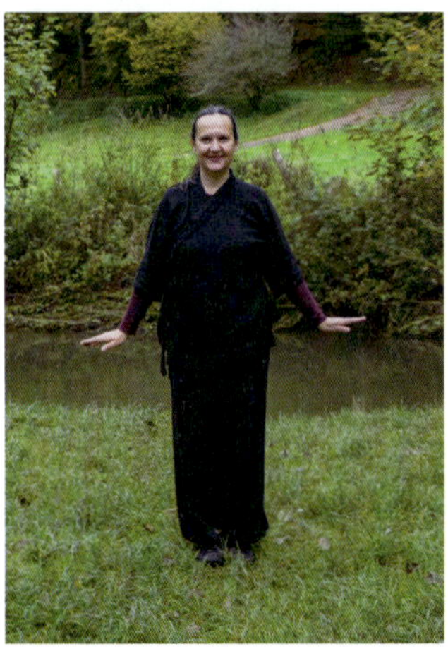

Die Arme sinken gestreckt seitlich neben den Körper, die Handflächen zeigen zur Erde, abgewinkelt: dreimal nach links, dreimal nach rechts.

Abschluss: In einer sanften Welle die Ellbogen und Hände auf Schulterhöhe heben. Die Fingerspitzen zeigen zum Himmel, dann nach hinten. Abschließen wie üblich: Arme gestreckt, im großen Bogen nach vorne vor den Körper, vor dem Körper heran und hinabsenken zurück in die Grundstellung.

5. Brokat: Den Kopf schütteln und mit dem Hintern/ den Schultern wackeln (damit das Herzfeuer sich verteilt)

Die Hände vor dem Körper heben, Arme zur Seite, das linke Bein gestreckt heben und im großen Bogen ins Mabu (Pferdesitz).

Die Hände im großen Innenbogen auf die Oberschenkel legen (Mabu), Fingerspitzen zeigen nach innen.

Linkes Bein strecken, Oberkörper leicht gedreht nach schräg links oben zum Himmel schauen, Beine oben etwas gestreckt.

Den Blick zum Himmel heben und im großen Bogen nach rechts schauen, dabei den Körper drehen in ebenfalls großem Bogen – im Uhrzeigersinn. (Gongbu, rechtes Bein gebeugt)

Sinken auf Kniehöhe mit geradem Rücken (nicht rund, eher leichtes Hohlkreuz), Blick nach rechts, dann zur Mitte gehend Oberkörper vorbeugen (Mabu, Rücken parallel zur Erde).

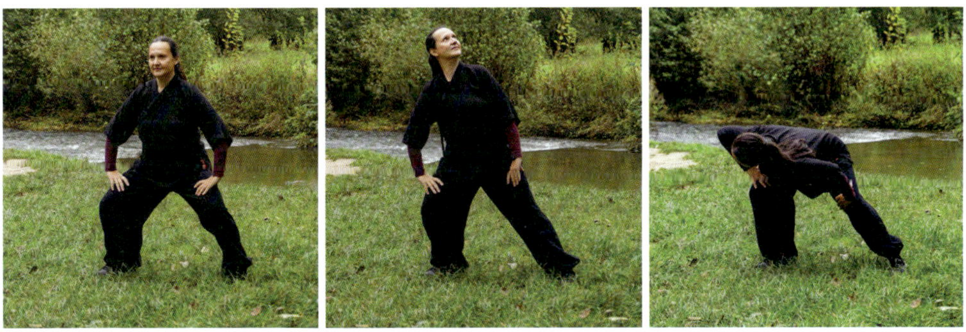

Ohne Veränderung der Beinhaltung dreht die Wirbelsäule Wirbel für Wirbel nach links, sodass wir über unsere Schulter nach links schauen. Der rechte Arm drückt von innen gegen das rechte Knie, das sich dabei durchstreckt, sodass wir vom Mabu zum Gongbu-Schritt dabei wechseln.

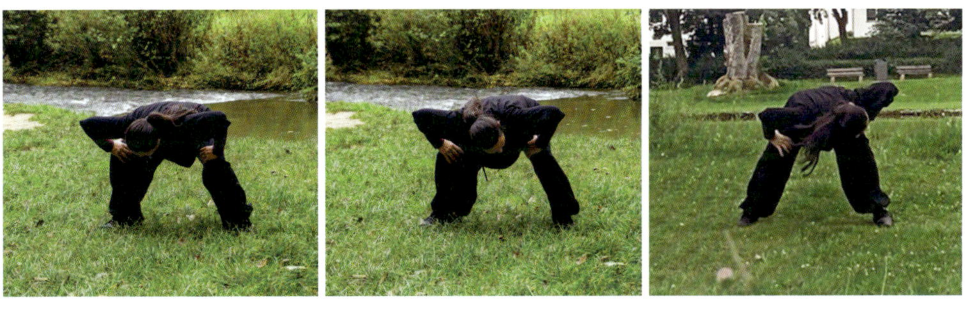

Haltung weiter tief, nun rechtes Bein gestreckt. Blick geht wieder zum Himmel und schweift nach rechts, hierbei sind wir wieder oben. Diesen Kreis, der auch aus den Hüftgelenken kommt: Dreimal wiederholen, also drei große Kreise ziehen.

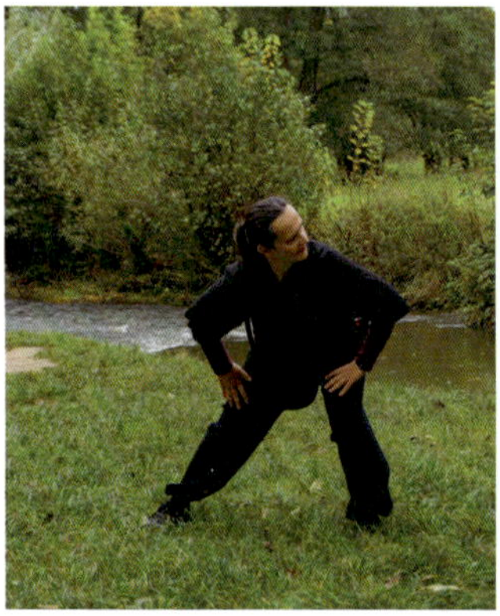

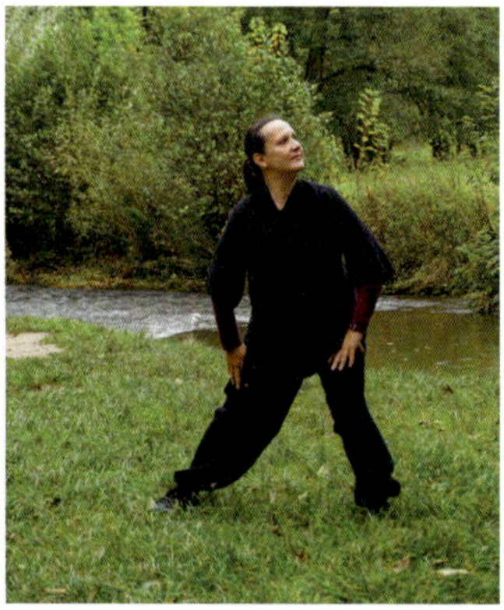

Dann verharren, rechtes Bein strecken, Oberkörper dreht leicht nach rechts und der Blick geht schräg nach rechts oben zum Himmel. Übung nun gegen den Uhrzeigersinn wiederholen: Drei große Kreise gegen den Uhrzeigersinn.

Abschluss: Beine strecken, oben mittig stehen, Hände zur Seite, Arme gestreckt, im großen Bogen nach vorne vor den Körper, vor dem Körper heran und hinabsenken zurück in die Grundstellung.

6. Brokat: Vor und zurück, siebenmal (die hundert Krankheiten beseitigen)

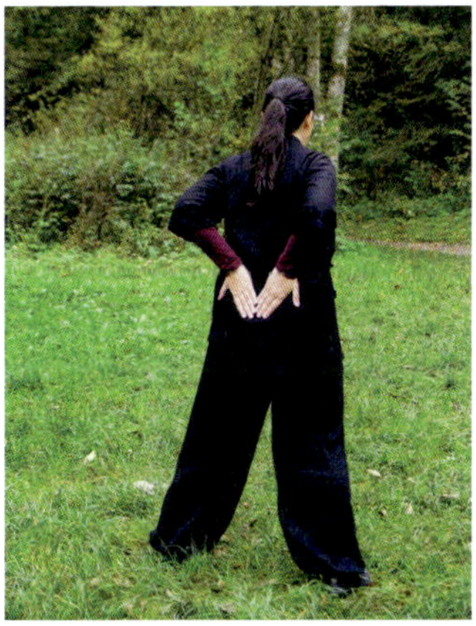

Die Hände vor dem Körper heben, Arme zur Seite, dabei kleinen Schritt etwa hüftbreit nach links.

Hände auf den unteren Rücken legen, siebenmal reiben und bei Bedarf gern kurz massieren.

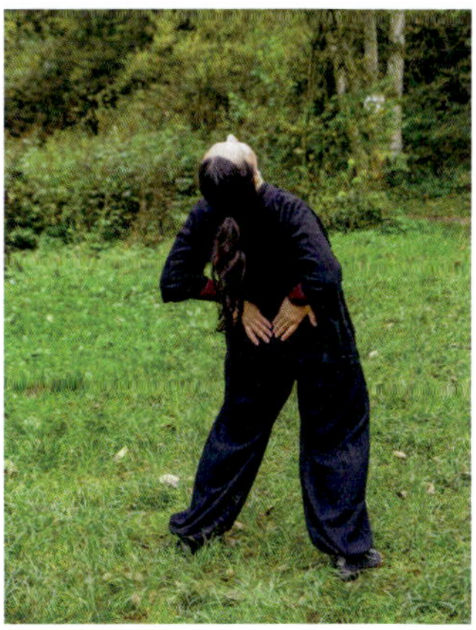

Einatmen und den Atem sanft einhaltend nach hinten dehnen (Körpervorderseite gestreckt nach hinten beugen soweit es angenehm möglich ist) – siebenmal wiederholen.

Dann Hände wie vor Beginn jeder Übung vor dem Körper nach außen drehend nach links und rechts mit der Einatmung strecken, sanft den Atem haltend in der Hüfte mit geradem Rücken nach vorn die Hände im Bogen gerade nach vorne beugen, den Oberkörper parallel zur Erde.

Hände tief und parallel zum Boden ausatmend zum Körper führen und dabei Wirbel für Wirbel aufrichten, einatmend hoch und nach außen öffnen: insgesamt siebenmal.

Abschluss: die Hände zur Seite, die Arme gestreckt, im großen Bogen nach vorne vor den Körper, vor dem Körper heran und hinabsenken zurück in die Grundstellung.

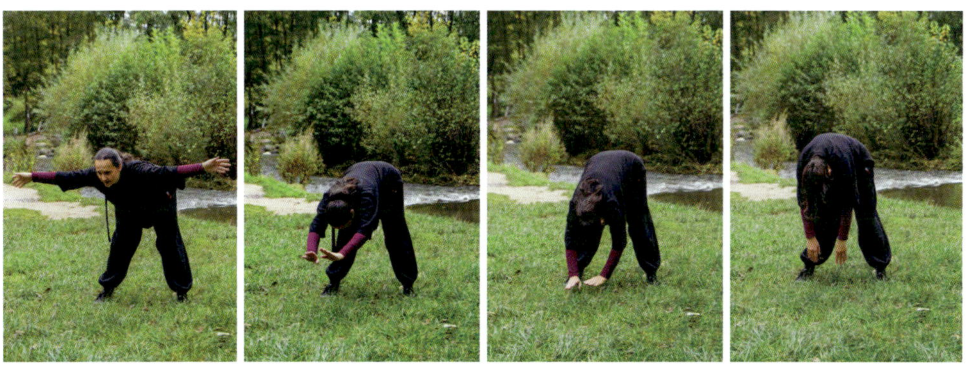

7. Brokat: Die Fäuste ballen und mit den Augen funkeln

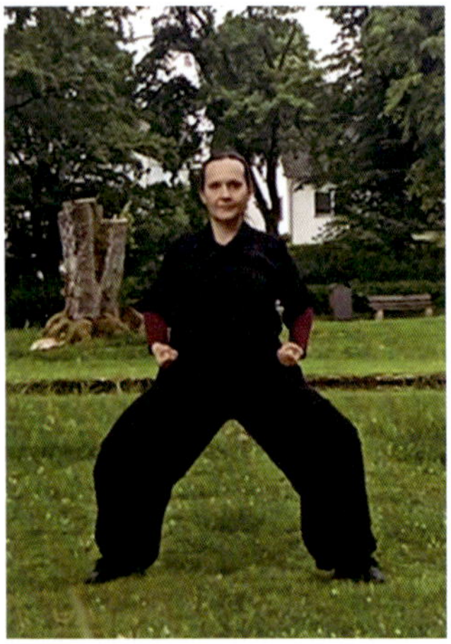

Die Hände vor dem Körper heben, Arme zur Seite, das linke Bein gestreckt heben und im großen Bogen ins Mabu.

Die Hände zu Fäusten, erst die Finger beugen, dann die Daumen darüber.

Die Arme gebeugt neben dem Körper anziehen, Fäuste geballt. Augen weit öffnen.

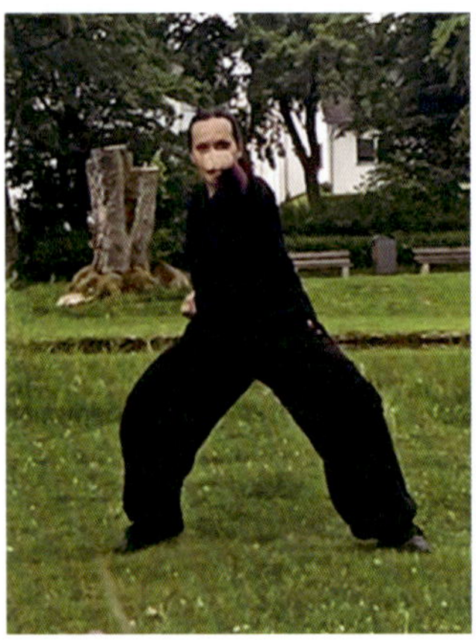

Einatmen, dann sanft atemhaltend links und rechts sowie nochmal links und rechts zwei langsame Fauststöße. Dann ausatmen.

Einatmen und sanft halten, Augen auf, dann je vier schnelle Fauststöße mit links und rechts im Wechsel. Ausatmen. Bei Bedarf eine schnelle Abfolge von Fauststößen durchführen.

Nach Bedarf zwischenatmen, wann immer nötig.

Abschluss: Die Hände zur Seite, Arme gestreckt, im großen Bogen nach vorne vor den Körper, vor dem Körper heran und hinabsenken zurück in die Grundstellung.

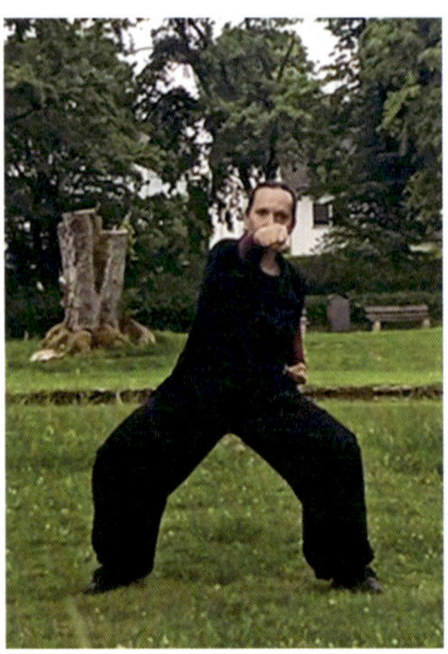

8. Brokat: Mit beiden Händen die Füße fassen

Die Hände vor dem Körper heben, die Arme zur Seite und dabei einen Schritt nach links.

Die Handflächen nach hinten drehen, die Hände im großen Bogen auf die Nieren führen.

Siebenmal die Nieren und den unteren Rücken reiben und bei Bedarf gern die Nieren mit den Händen wärmen.

Ausatmend die Beinrückseite mit den Händen herabstreifen.

Die Hände auf der Fußoberseite liegend einatmen.

Von innen um die Knöchel herumgreifen, den Oberkörper an die Beine ziehen mit den Händen.

Die Hände zurück auf die Fußoberseite, ausatmen.

Einatmend die Beinvorderseite heraufstreichen. Insgesamt dreimal.

Abschluss: Die Hände zur Seite, die Arme gestreckt, im großen Bogen nach vorne vor den Körper, vor dem Körper heran und hinabsenken zurück in die Grundstellung.

Tipp: Wenn Sie nicht mit gestreckten Beinen die Füße berühren können, gehen Sie so tief, wie es Ihnen möglich ist und beugen dann zur Übung die Knie, sodass die Hände die Füße mit der Zeit berühren können – anstatt der drei Dehnungen. Wenn Sie die Füße dann irgendwann durchgestreckt erreichen können, gehen Sie dazu über, die Übung wie vorgesehen auszuführen oder kombinieren Sie beides.

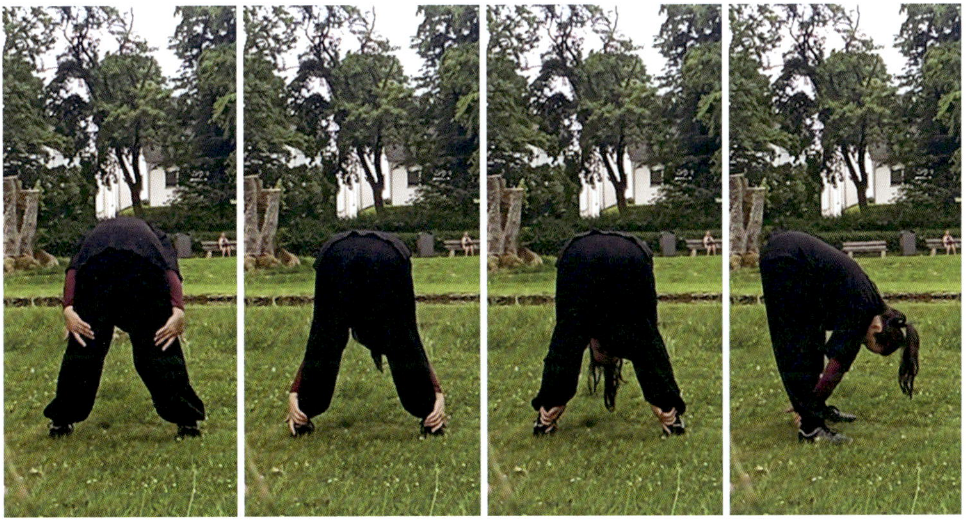

9. Brokat: Himmlisches Licht sammeln, das Qi herunterleiten

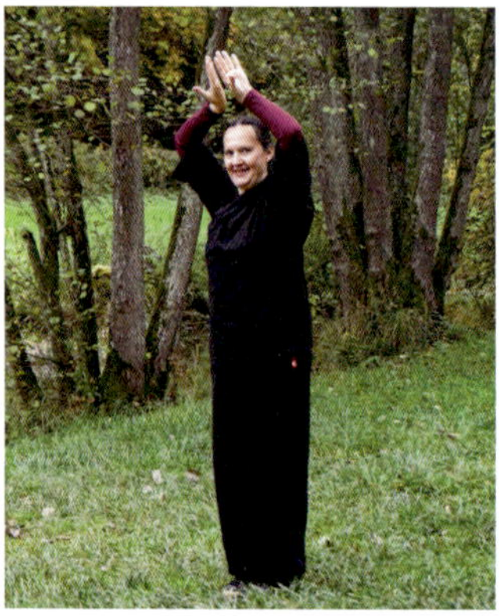

Die Hände vor dem Körper heben, die Arme zur Seite.

Heben Sie ausatmend die Hände, die Handflächen zum Himmel.

Einatmend drehen, die Handflächen zeigen über dem Kopf gehalten nach außen (Handrücken an Handrücken, Fingerspitzen zum Himmel).

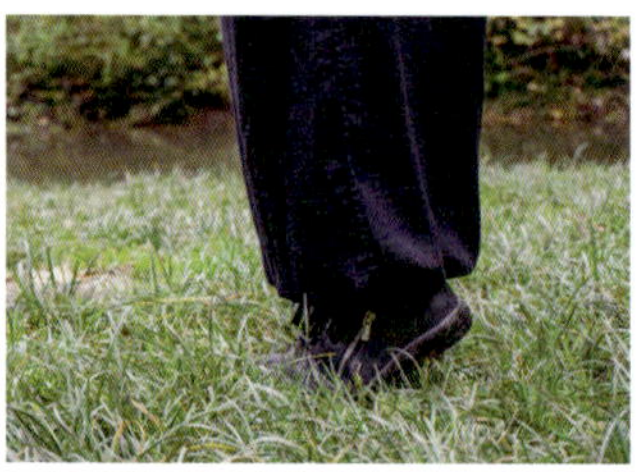

Auf die Zehenspitzen, dabei die Arme durchstrecken zum Himmel.

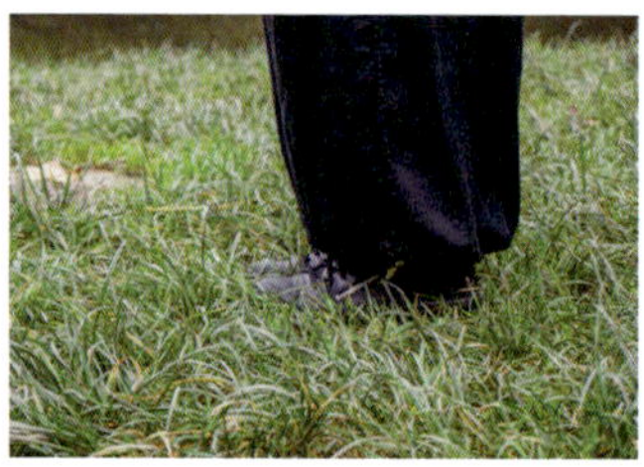

Ausausatmend wieder auf die Füße absenken. Sieben- oder neun- oder dreimal wiederholen.

Abschluss (abweichend zu sonst): Sie sammeln oben das himmlische Qi ein und senken die Hände vor dem Körper hinab in die Grundstellung.

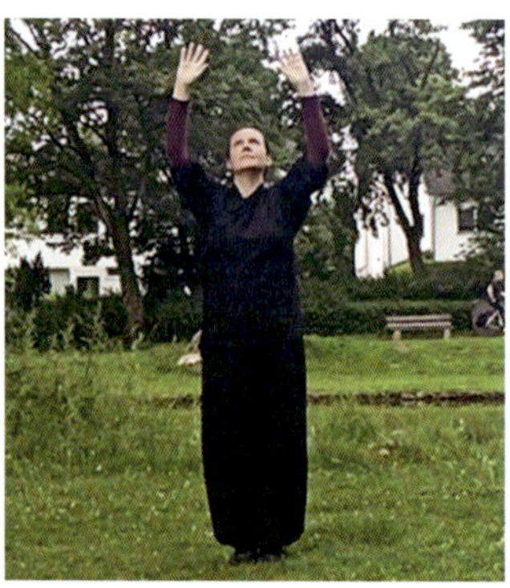

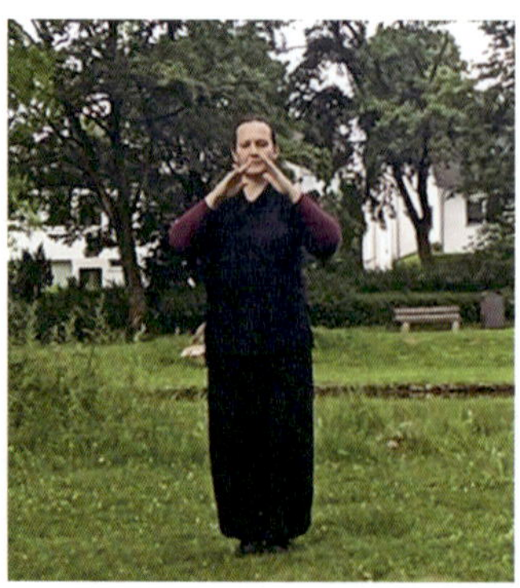

10. Brokat: Zu beiden Seiten die Nadel vom Meeresboden heben

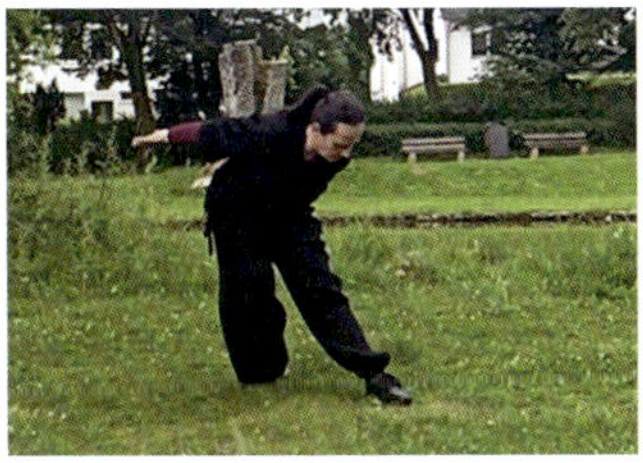
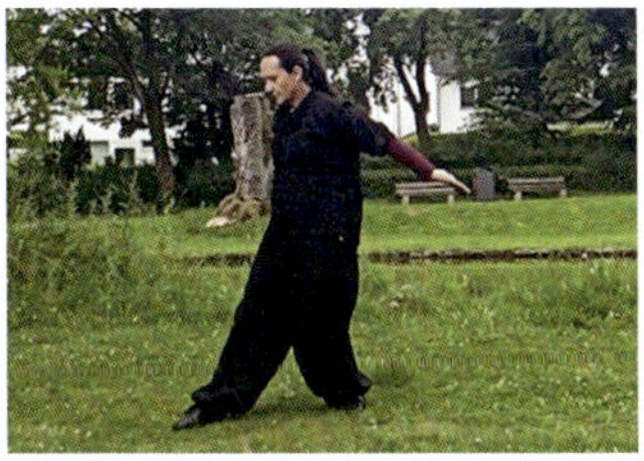
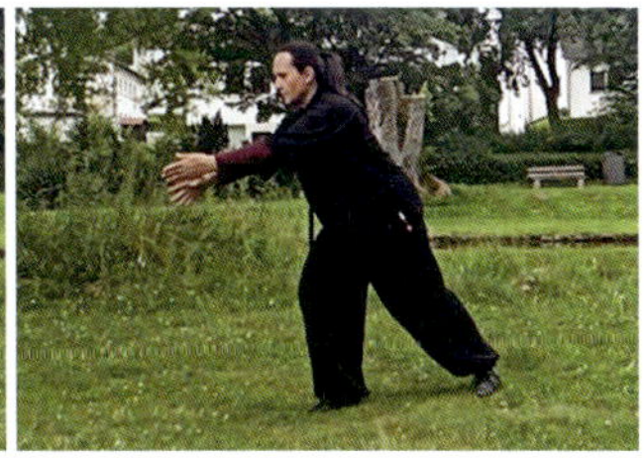

Die Hände vor dem Körper heben, Arme zur Seite, das linke Bein gestreckt heben nach diagonal links (45 Grad). Den Fuß aufsetzen.

Die Handflächen nach hinten drehen, die Arme dabei im Bogen nach hinten nehmen, das Gewicht bleibt auf dem hinteren (rechten) Bein.

Hände im nach unten gehenden Bogen nach vorne führen, die linke Hand ist dabei immer über der rechten, die Finger sind gestreckt, die Daumen oben. Das Gewicht dabei auf das vordere Bein verlagern, ausatmend.

Hände im großen Bogen nach oben führen und dann einatmend nach hinten, dabei wieder auf das hintere Bein verlagern.

Drei Wiederholungen im ganz großen Arm-Bogen.

Die Arme machen weiter, das vordere Bein macht einen Schritt zum Körper, das rechte Bein einen Schritt nach diagonal rechts, den Fuß aufsetzen.

Wiederholung der Übung nach rechts: dreimal. Auch hier bleibt die linke Hand über der rechten Hand.

Abschluss: Die Hände zur Seite, die Arme gestreckt, im großen Bogen nach vorne vor den Körper, vor dem Körper heran und hinabsenken zurück in die Grundstellung.

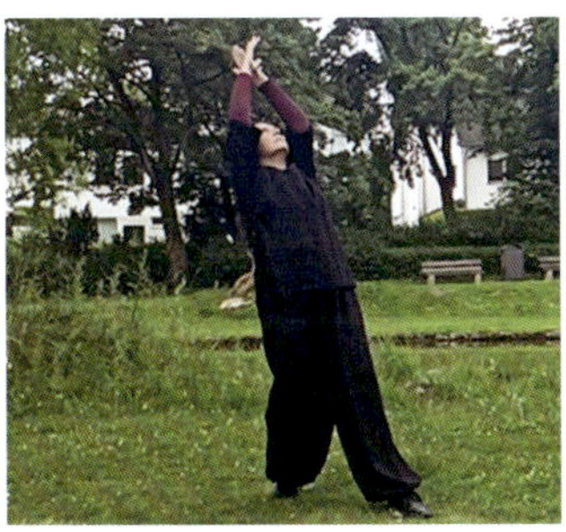
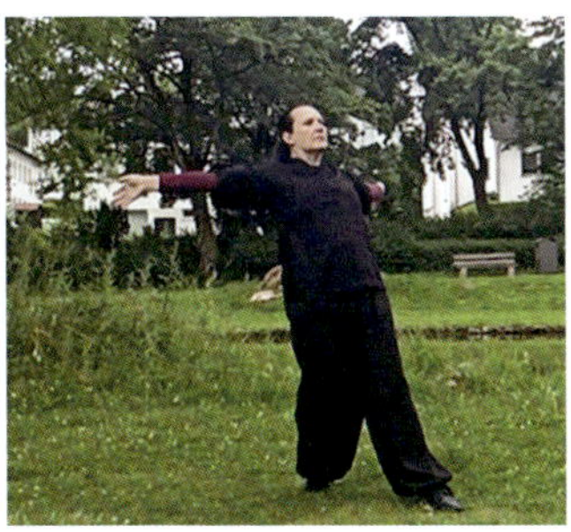
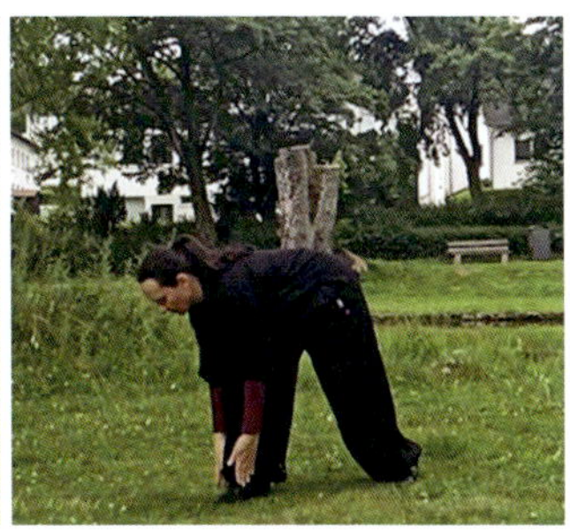

11. Brokat: Die Arme auf- und abwirbeln

Die Hände vor dem Körper heben, die Arme zur Seite, das linke Bein gestreckt heben und im großen Bogen ins Mabu (Pferdesitz).

Führen Sie Ihren linken Arm gestreckt im großen Bogen über den Kopf nach rechts im Uhrzeigersinn, der rechte Arm folgt ebenfalls im Uhrzeigersinn der Bewegung nach unten - die Arme stehen in gerader Linie zueinander, der Oberkörper dreht dabei nach rechts.

Ihre rechte Hand geht im Bogen zur rechten Hüfte, Handfläche nach oben.

Ihr Körper dreht nun um die Achse nach rechts, dann nach links, der Oberkörper bleibt dabei aufrecht. Derweil wischt die linke Hand vor dem nach links drehenden Körper nach links und zieht dann weiter um den Körper herum, bis hinter die linke Hüfte in die Hakenhand, natürlich sanft gestreckt.

Kreis und Oberkörperdrehung sowie der damit verbundene Wechsel von Gongbu über Mabu zum Gongbu erzeugt die Richtungsveränderung zur Seite, oben sind die Beine gestreckt, unten in einem für Sie noch angenehmen Ausmaß gebeugt, oben atmen wir ein, unten aus.

Neuer Kreis: Drei Wiederholungen, dann Richtungswechsel ebenfalls dreimal.

Abschluss: Die Hände zur Seite, die Arme gestreckt, im großen Bogen nach vorne vor den Körper, vor dem Körper heran und hinabsenken zurück in die Grundstellung.

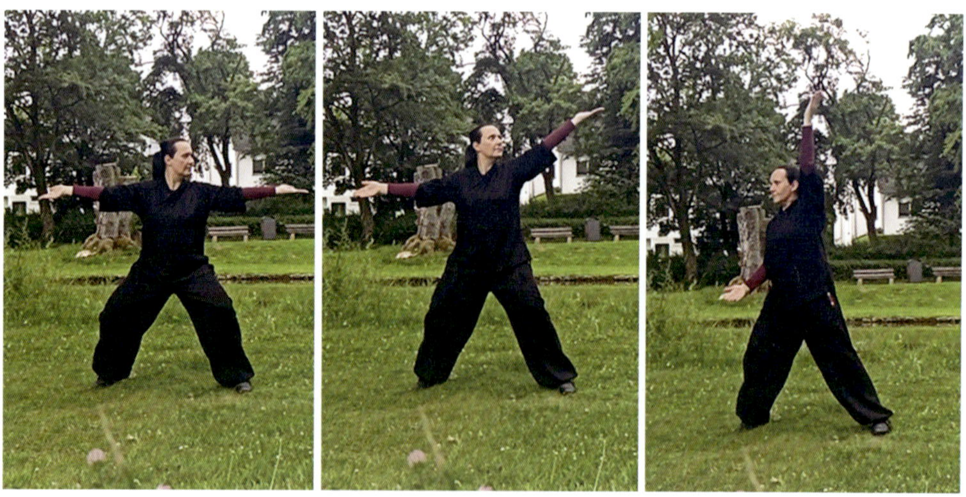

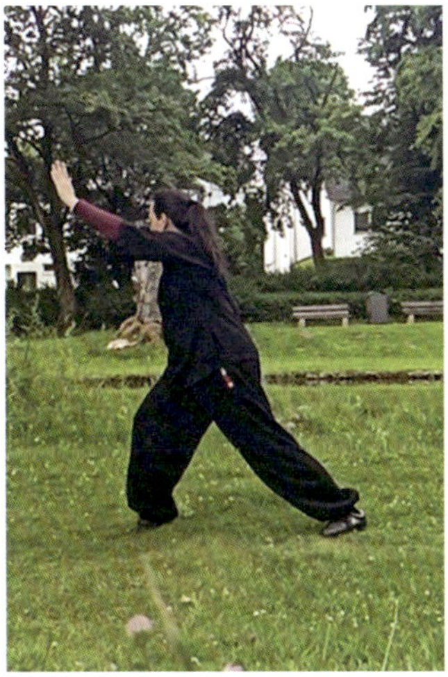

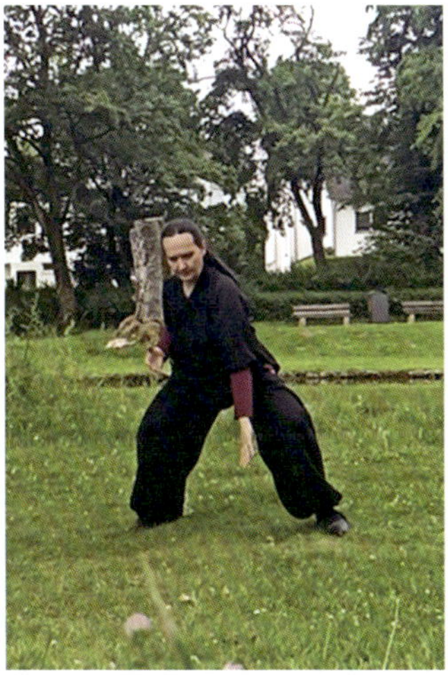

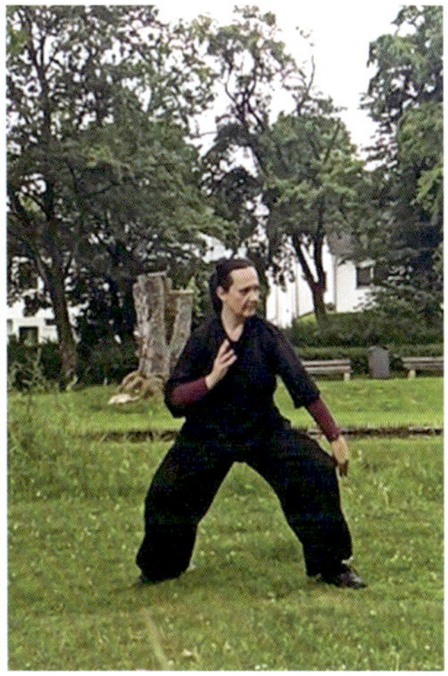

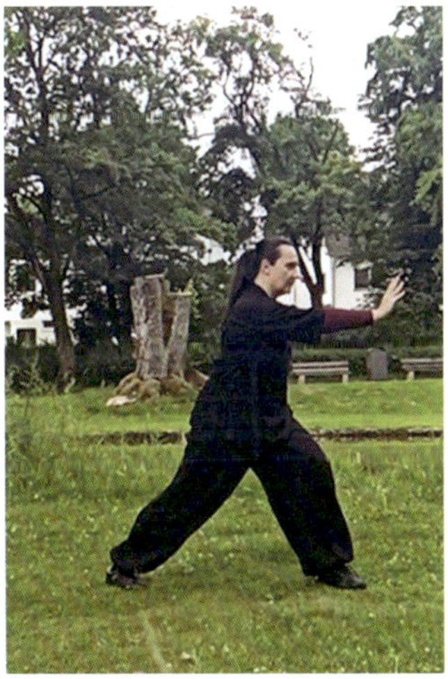

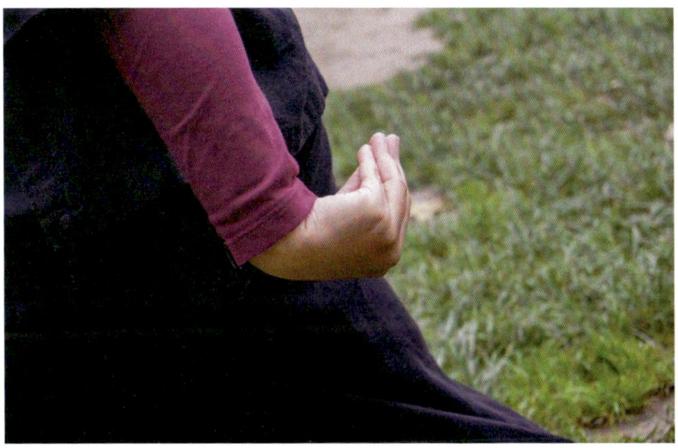

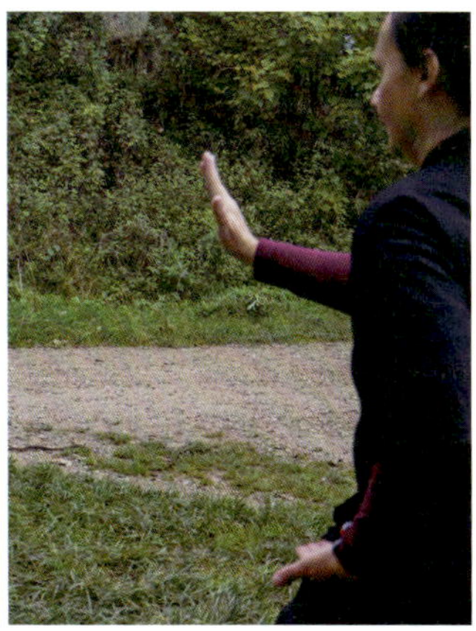

12. Brokat: Im Bogenschritt leicht wie Wolken (die neun Himmel durchschreiten)

Die Hände vor den Körper heben, die Arme zur Seite, das linke Bein gestreckt.

Bei der Übung setzen Sie fünf große Ausfallschritte im Fünfeck. Dabei heben Sie das linke Bein wie üblich bei der Öffnung nach links oder rechts in die Diagonale (45 Grad), setzen den Fuß auf ins Gongbu, die Hände auf die Nieren, das hintere Bein strecken, dreimal sanft und tendenziell mit der Ausatmung in die Erde drücken. Fünf Schritte im Fünfeck (oder so viele Sie wollen).

Abschluss: Die Füße zusammen, die Hände zur Seite, die Arme gestreckt, im großen Bogen nach vorne vor den Körper, vor dem Körper heran und hinabsenken zurück in die Grundstellung.

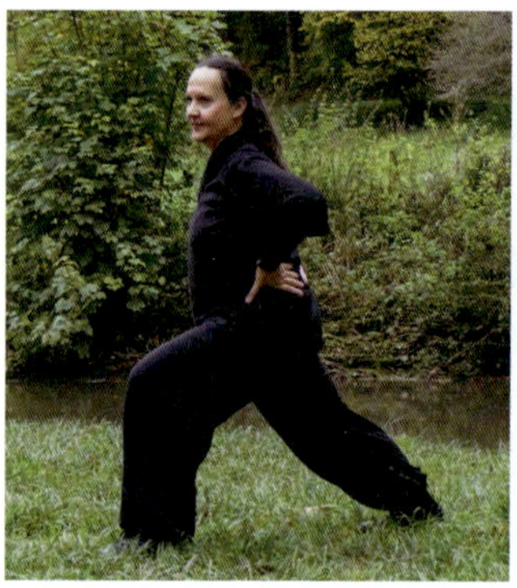
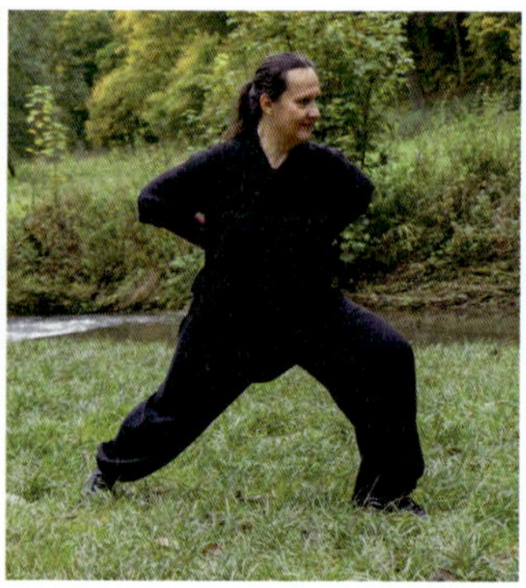
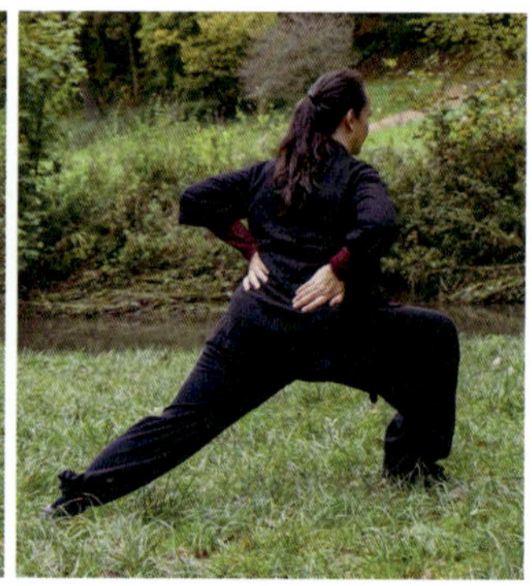

Die Stehende Säule

Die Stehende Säule, Zhan Zhuang Gong, gilt als das vermutlich älteste Qigong. Es soll bereits mehrere Jahrtausende alt sein. Bekannt geworden ist es im Peking der 1940er-Jahre durch Wang Xiangzhai, der ein Übungssystem begründete, das heute als Yi Quan bekannt ist.

Die Stehende Säule oder auch „Stehen wie ein Pfahl" ist wichtige Grundlage nicht nur für Yi Quan, sondern auch Taiji Quan (Tai Chi) und andere Kampfkünste. Diese Standardmeditation hilft, unsere Haltungsstruktur zu erspüren, zu korrigieren und ermöglicht einen freien Energiefluss.

Wenn Sie sich erschöpft oder überreizt fühlen, sich entspannen wollen oder auf eine körperliche und auch energetische Kräftigung aus sind – die Stehende Säule (Zhan Zhuang Gong) ist für praktisch alle Zwecke etwas. Ihr werden besondere Wirkungen zugeschrieben.

Der Zhan Zhuang-Stand

Äußerlich betrachtet ist die Stehende Säule Zhan Zhuang sehr einfach. Sie stellen sich hin, öffnen den Stand in der von Ihnen gewünschten Höhe, heben vielleicht die Arme ein bisschen an – fertig.

Fangen wir mit dem Stand an: Sie können eng und hoch stehen, auf mittlerer Höhe etwas breiter oder auch im tiefen Stand, mit dann deutlich weiter auseinander stehenden Füßen und auch stärker gebeugten Knien. Als erwachsener Mensch und Anfänger oder Anfängerin sollten Sie tendenziell eher etwas höher stehen. Der Vorderfuß ist mit der Erde verbunden, Vorderfuß und Ferse bilden ein Dreieck. Auch beide Füße und gedachte Steißverlängerung bilden ein Dreieck.

Sie beginnen im geschlossenen Stand mit nur sanft gestreckten Knien. Auch in dieser Position können Sie stehen – so wie in den Zwölf Brokaten zwischen den Übungen oder auch mit den Armen neben dem Körper.

So öffnen Sie richtig

Zuerst sinken Sie auf das rechte Bein. Heben Sie dann die linke Ferse und das linke Knie an und setzen Sie den linken Fuß ein Stück zur Seite, schulter- oder hüftbreit.

Die Knie sind nun leicht gebeugt. Korrigieren Sie die Haltung Ihres Brustkorbes zum Becken.

Lösen Sie innerlich spürend von der rechten Schulter über die rechte Hüfte zum rechten Bein und Fuß durch, anschließend von der linken Schulter über die linke Hüfte durchs linke Bein.

Ihr Scheitel ist sanft mit dem Himmel verbunden. Beckenschüssel und Zwerchfellkuppel stehen sanft gedehnt übereinander. Die Schultern sind gelöst.

Sie sitzen wie auf einem unsichtbaren Hocker. Ihr Bauch sollte sich gelöst anfühlen und Sie sollten frei atmen können. Auf welcher Höhe Sie auch stehen, setzen Sie sich ein wenig rein, also mit dem Becken (zunächst) leicht nach vorn gekippt, und begradigen anschließend die Brustkorbregion, sodass Schultern und Hüften miteinander verbunden sind und Ihr sanft gedehnter Oberkörper Raum zum Atmen bietet.

Zur Übung: Zentrum und Schwerpunkt im Zhan Zhuang Gong ist das untere Dantian. Ihr Scheitel bleibt aber stets am Himmel wie aufgehängt. Ihr Gehör ist nach hinten gerichtet, die Augen sind leicht geöffnet. Die Übung wird auch als „Stehen wie ein Baum" bezeichnet. Oder auch als „Pfahlstehen" oder „Stehen wie ein Pfahl" - wobei hier hilfreich ist, der Energie nachzuspüren, die aus den Beinen durch die Wirbelsäule aufsteigt, pfahlförmig. Alles an ihnen darf entspannt nach unten fließen, nur Ihr Scheitel bleibt stets wie sanft zum Himmel gezogen.

Wuji Zhuang

In der Wuji-Position bleiben die Arme seitlich neben dem Körper, die Handflächen zeigen zum Körper. Unter den Achselhöhlen darf es sich anfühlen, als würden Sie dort vorsichtig ein Entenei halten oder als würden sich dort kleine Luftballons ein wenig aufpumpen. Die Arme runden sich so leicht nach außen. Finger und Hände bleiben dabei aufmerksam und der Scheitel am Himmel.

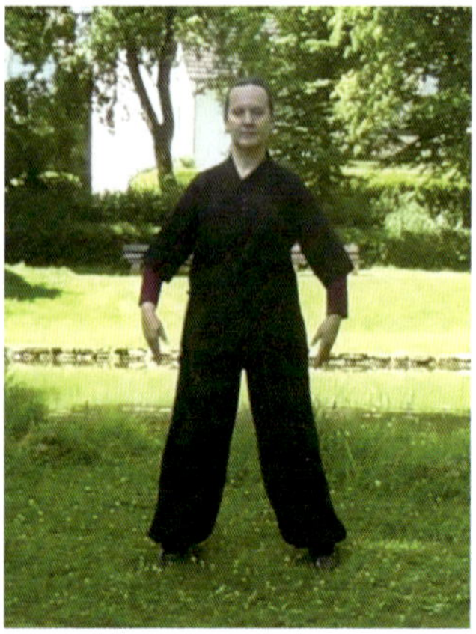

Zhan Zhuang Gong

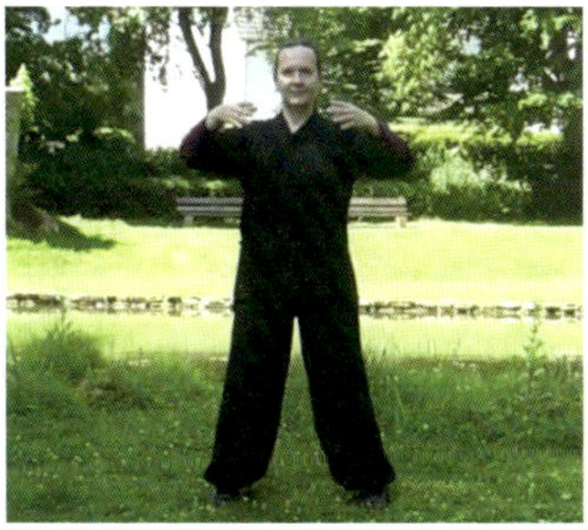

Im Zhan Zhuang Gong halten Sie die Arme vor dem Körper, als ob Sie einen Ball vor Bauch, Brust oder Schultern halten.

Traditionell halten Sie die Arme gerundet vor dem Körper, die Hände auf Schulterhöhe, die Handflächen zum Körper zeigend, die Ellbogen rund und sanft entspannt etwas tiefer.

Möglich ist auch jede graduelle Abweichung nach unten – mit weniger hoch erhobenem Ball.

Ich empfehle für den Anfang, dass die Handflächen zueinander zeigen. Der (imaginierte) Ball darf dann gerne auch vor dem Bauch oder in Herzhöhe gehalten werden, auch tiefer.

Unabhängig von der Höhe und genauen Ausrichtung üben Sie wie folgt:

Vorbereitung: Richten Sie sich aus, entspannen Sie, beruhigen Sie Ihren Geist, zentrieren Sie sich im Unterbauch (gerne mit Fang Song Gong I – Körperpartie um Körperpartie).

Übung: Lassen Sie die zentrierte Energie fließen, also vor allem Ihren Atem. Der Scheitel bleibt mit dem Himmel verbunden. Spüren Sie, wie sich Ihr Bauch atmend ausdehnt. Mit jeder Ausatmung können Sie Spannung abfließen lassen.

Ziel ist es, das Leichte aufsteigen zu lassen und das Schwere abzusenken.

Variation: Sie können auch die Handflächen nach außen drehen – auf Brusthöhe. Oder nach oben, über Kopfhöhe dann. Oder nach unten, in Hüfthöhe. Probieren Sie ruhig auch das mal.

Abschluss: Senken Sie die Hände langsam neben oder vielleicht auch zunächst vor den Körper ab. Führen Sie die Energie zurück in den Unterbauch. Schließen Sie die Übung mit einer Shou-Gong-Übung und/oder einer Selbstakupressur ab und kommen dann zurück in Ihr Alltagsbewusstsein.

Wenn Sie möchten, zählen Sie gerne Ihre Atemzüge und achten Sie darauf, dass Ihr Scheitel mit dem Himmel verbunden bleibt. Kommen Gedanken, Gefühle oder Bilder auf, beachten Sie diese nicht weiter. Mit jeder Ausatmung darf Schweres herabsinken, während der Scheitel weiter mit dem Himmel verbunden bleibt.

Tipp: Seien Sie nett zu sich – auch hierbei. Stehen Sie lieber fünf Minuten korrekt, als sich eine halbe Stunde lang zu verkrampfen – davon hat niemand etwas.

Hinweis: So einfach die Stehende Säule als Übung scheint, so schwer fällt sie den meisten. Wer bei dieser Übung weiterkommen will, braucht Geduld und mit großer Wahrscheinlichkeit einen Lehrer oder eine Lehrerin mit etwas mehr Erfahrung.

Stille Meditation

„Ersetze 10.000 Gedanken durch einen Gedanken und lasse diesen dann auch noch ziehen."
(Gerhard Milbrat)

Wer Zeit hat, macht Urlaub, wer keine Zeit hat, meditiert täglich eine Viertelstunde. Diesen Tipp haben vor einigen Jahren Forscher der Universität Groningen gegeben. Die Psychologen hatten in einer Studie herausgefunden: Schon 15 Minuten Meditation am Tag haben denselben Anti-Stress- und Erholungseffekt wie ein Urlaubstag. Der Effekt auf die Stimmung sei nach Erkenntnis der Forscher sogar noch besser. Das war nur eine und auch nur eine wohl auch recht kleine von zahlreichen Studien, die der Meditation ein gutes Zeugnis ausstellt. Ob nun bewegte oder stille Meditation - sie hilft, an unseren zivilisatorischen Problemzonen anzusetzen: dass wir zu sehr im Kopf sind, zu viel Unruhe im Herzen tragen und zu flach atmen, auch infolge oft hoher Spannung, unter der wir stehen.

Die Daoisten nutzen eine einfache Methode zur Meditation. Sie brauchen nur die richtige Sitzposition einzunehmen und drei einfache Übungsschritte zu unternehmen, die helfen, aus den 10.000 Gedanken einen zu machen und diesen einen dann auch noch ziehen zu lassen, wie mein Lehrer Gerhard Milbrat sagt.

Warnhinweis: So wie Sie beim bewegten Qigong Ihre körperlichen Beschränkungen beachten sollten, sollten Sie beim stillen Qigong auf Ihre psychische Befindlichkeit achten. Wenn Sie sich psychisch labil oder traurig fühlen oder mit Depression oder psychotischen Veränderungen zu tun haben oder hatten, sind bewegte Formen von Meditation vermutlich eher etwas für Sie, also etwa die Seidenübungen.

Zuo Wang – Sitzen in Vergessenheit

Setzen Sie sich hin und richten Sie sich so aus, dass Sie spannungsfrei sitzen können: mit der Dammgegend auf der vorderen Kante Ihres Hockers oder Stuhls.

Lehnen Sie sich zunächst mit Hohlkreuz vor.

Richten Sie Ihren Rücken auf und nehmen die Schultern leicht zurück.

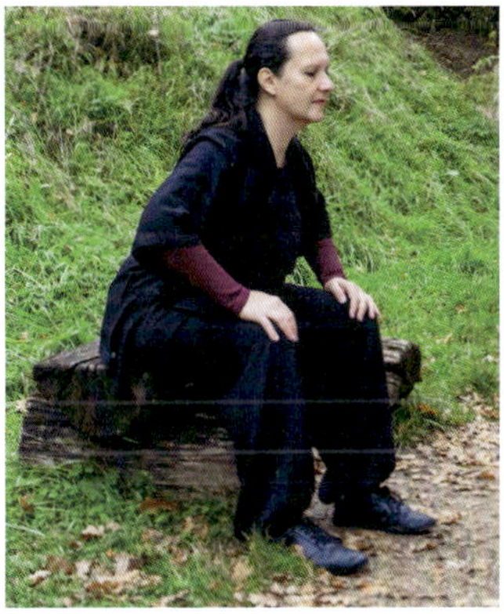
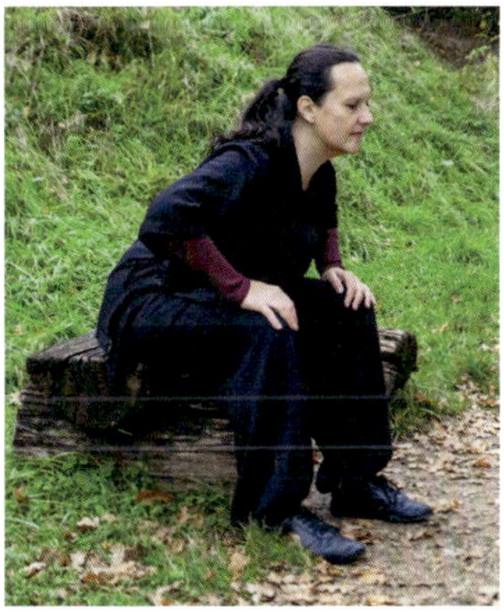

Begradigen und neutralisieren Sie den Brustkorb leicht in Richtung Wirbelsäule.

Sie sitzen richtig, wenn Sie ungehindert atmen können. Spüren Sie, wie Ihr Scheitel zum Himmel zieht.

Korrigieren Sie nun die Haltung Ihrer Füße so, dass auch Ihre Leistengegend spannungsfrei ist.

Ihre Hände können Sie auf Ihren Oberschenkeln ablegen, Handflächen nach oben oder nach unten.

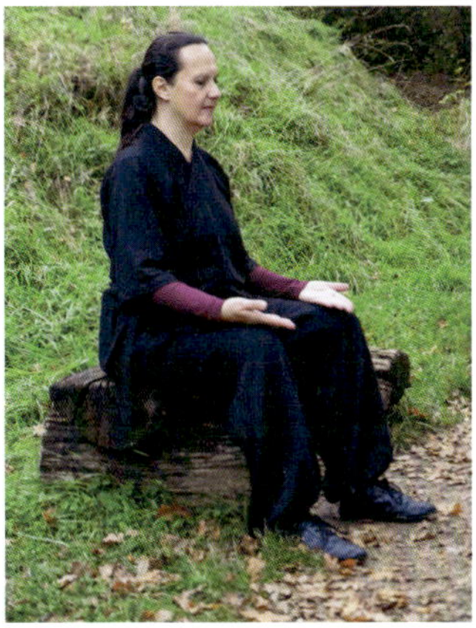
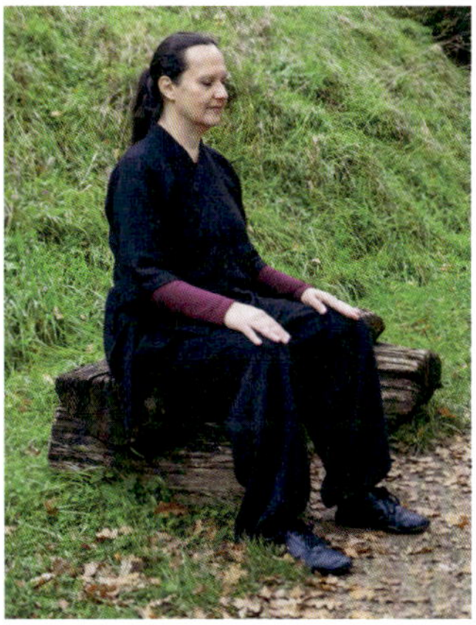

Auch die Yin-Yang-Haltung können Sie einnehmen.

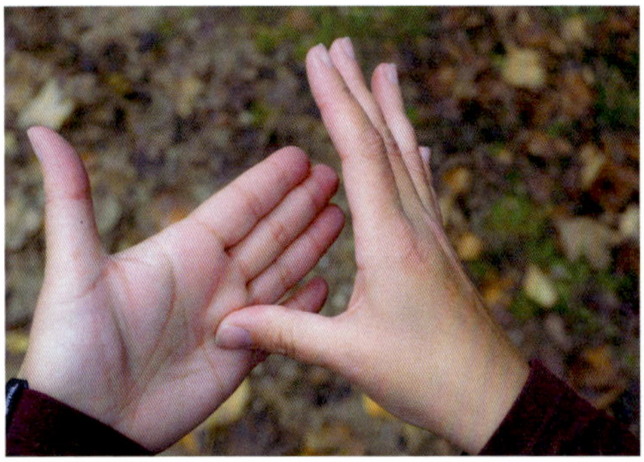

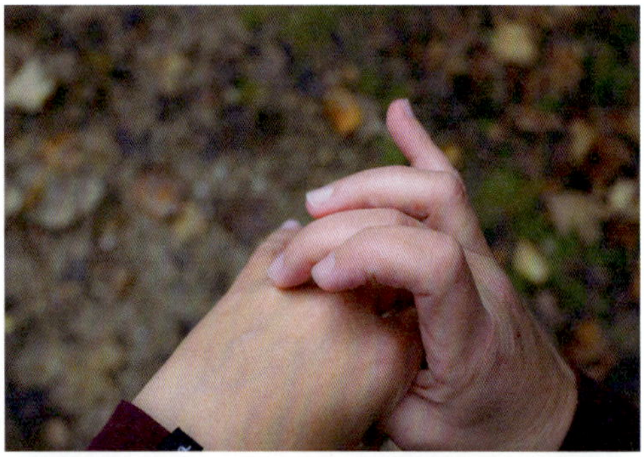

Hierbei legen Sie die Spitze des rechten Daumens von innen ans Gelenk des linken Ringfingers und von der anderen Seite her die Spitze Ihres rechten Mittelfingers. Daumen und Mittelfinger der linken Hand treffen sich - so entstehen zwei mit Fingern gebildete Ringe. Liegen Ihre Hände nun locker ineinander, formen die Hände das Bild des Taijitu. Schauen Sie mal darauf.

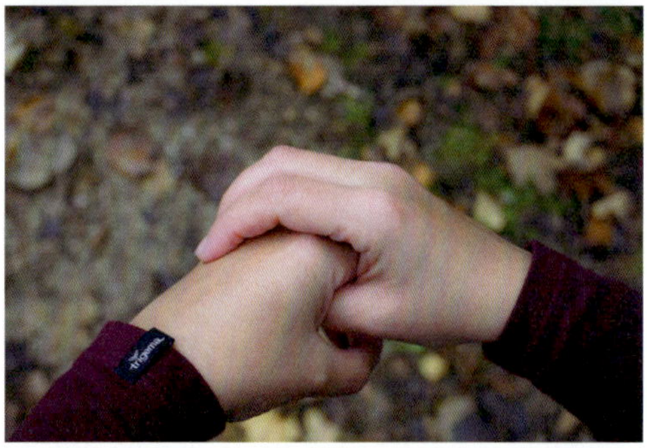

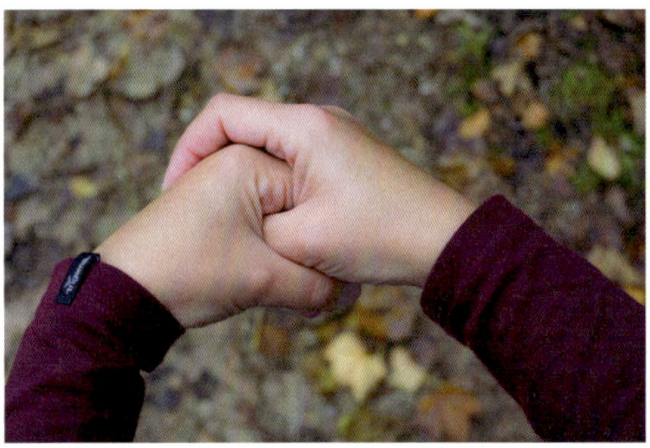

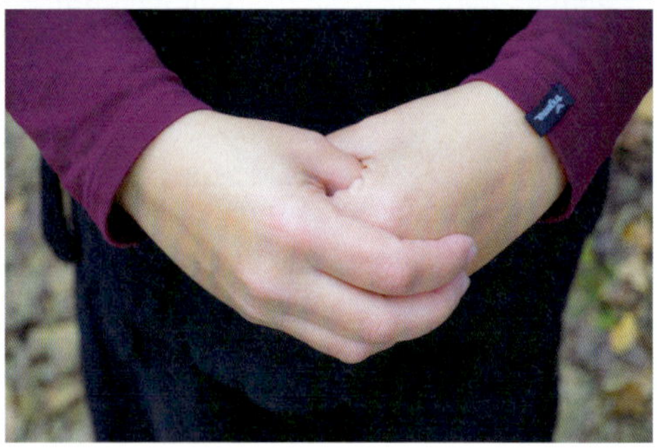

Diese drei Schritte üben Sie still:

1. Spüren Sie den Punkt zwischen Ihren Augenbrauen. Lassen Sie Ihre Aufmerksamkeit von dort zur Nasenspitze fließen und verweilen Sie an der Stelle mit Ihrer Aufmerksamkeit einige Minuten - bis es im Kopf still ist.
2. Als nächstes lassen Sie Ihre Aufmerksamkeit von der Nasenspitze durch die Kehle zum Herzen fließen - und verweilen innerlich kurz beim Herzen.
3. Sodann senken Sie Ihre Aufmerksamkeit in den Unterbauch ab. Dort können Sie länger verweilen - solange Sie wollen. Die Übung heißt „Sitzen in Vergessenheit".

Nicht vergessen: Ihr Scheitel sollte Sie stets zum Himmel ziehen.

Abschluss: Wenn Sie die Meditation beenden wollen, bewegen Sie als Erstes Ihre Finger und Füße. Kommen Sie in Ihr Alltagsbewusstsein zurück. Strecken Sie sich, gehen vielleicht ein bisschen und wenn Sie möchten, machen Sie eine kleine Selbstmassage.

Die Daoistische Meditation wird auch als „Sitzen in Vergessenheit" bezeichnet: als ein Zustand, der dem, was wir Einheit nennen können, nahekommt – mit uns selbst, mit Gott und der Welt, mit Mutter Erde oder was immer Ihnen lieb ist.

Tipp: Dreimal täglich drei Atemzüge

Sie können im Alltag rasch zu Entspannung finden, wenn Sie sich bei Bedarf eine Weile auf Ihren Atem konzentrieren. So können Sie auch bei alltäglichen Handlungen wie der Fahrt in Bus und Bahn oder im Auto, zwischendurch am Fenster, an der Ampel, im Supermarkt oder mit etwas Übung auch im Gespräch ein bisschen zur Ruhe kommen. Nehmen Sie es wie eine Medizin: Dreimal täglich drei entspannte und bewusste Atemzüge.

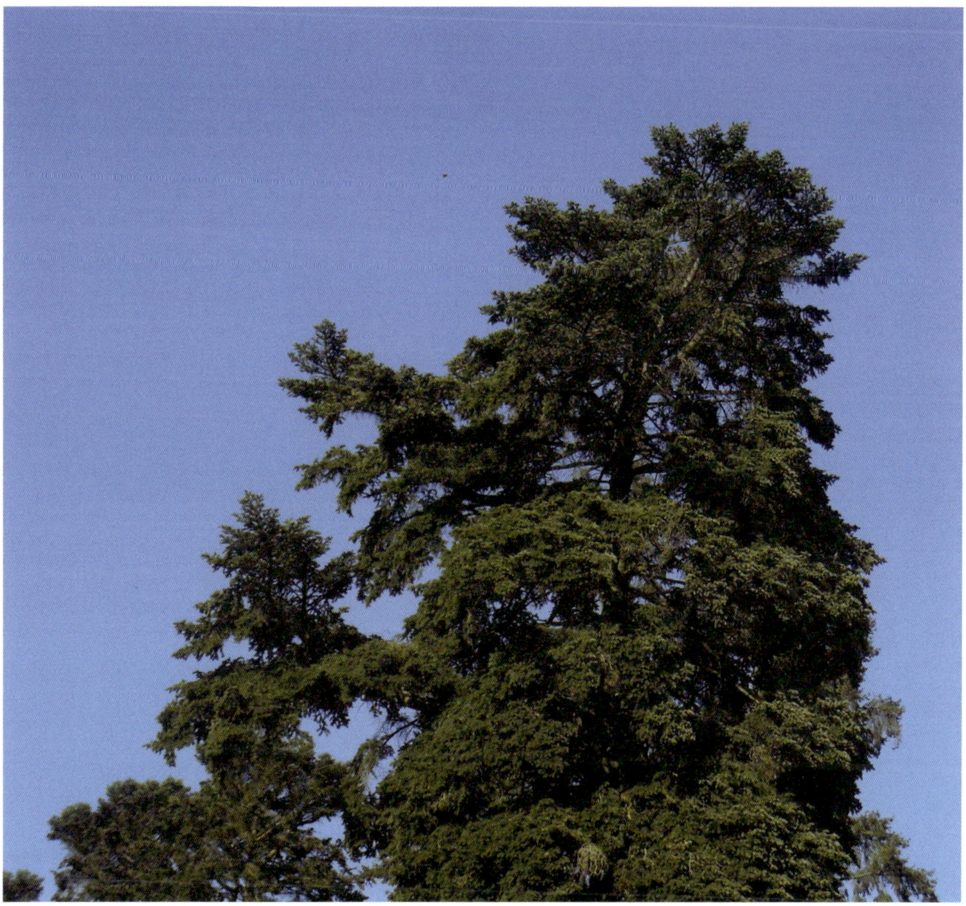

Nach dem Üben einsammeln: Shou Gong

Eine im Qigong und auch dem Taijiquan universelle Geste ist die des Einsammelns, Shou Gong. Öffnen Sie einatmend die Arme - und umarmen Sie die Energie.

Ausatmend führen Sie die Energie dann herab und zu Ihrem Körper hin, gerne mit Zwischenatmung.

Sie können auch die Hände einatmend in einem großen Bogen vor sich nach oben führen und absenkend ausatmen.

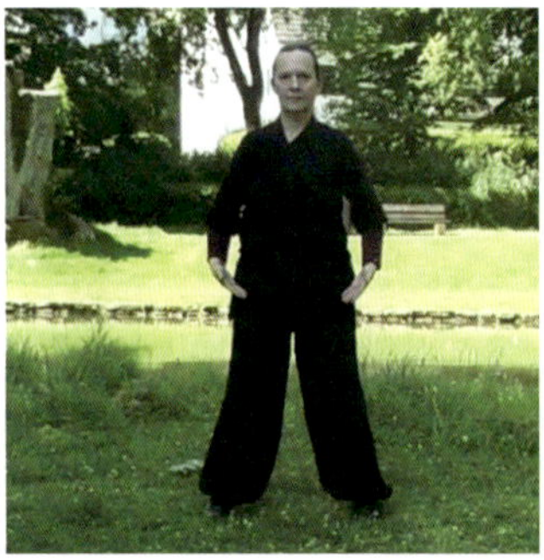
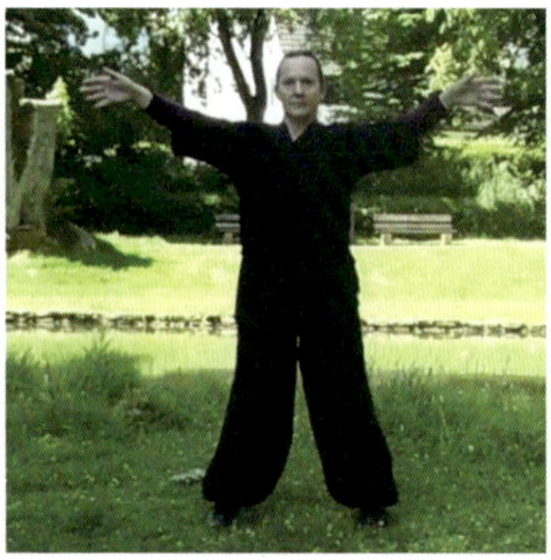
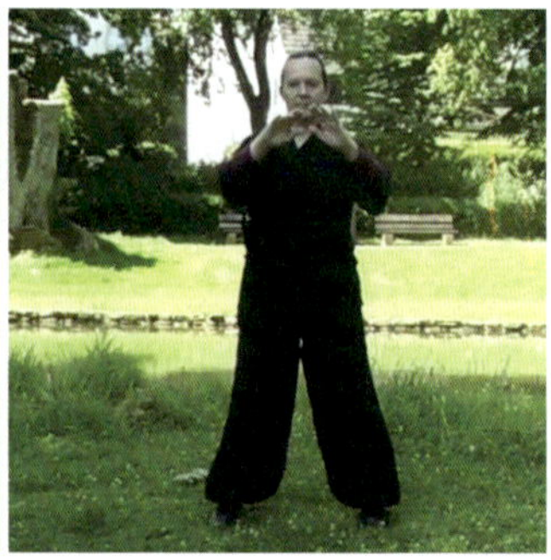

Auch eine weniger ausgreifende „Shou Gong"-Bewegung könnte Ihnen gefallen: Hierbei halten Sie die geöffneten Hände neben der Hüfte. Einatmend beschreiben die Fingerspitzen einen Innenkreis um die Handgelenke, so dass zum Schluss die Handflächen nach vorne unten zeigen. Auch hier unten können Sie ausatmen, lösen, absenken in den Unterbauch.

Im Unterbauch anzukommen ist Ziel der „Shou Gong"-Übung. Von dort aus können Sie dann wieder in Ihrem Alltagsbewusstsein ankommen.

Energetisierend: Streich- oder Klopfmassage

Sie können Ihre stillen oder bewegten Übungen mit einer einfachen Klopfmassage beenden - abends lieber streichend -, um die Harmonisierung abzurunden und Energien zu beruhigen, die das Üben in Bewegung gebracht hat. Das stärkt Ihr Wohlbefinden zusätzlich und hilft auch, zurück ins Alltagsbewusstsein zu finden, das wir ja ebenfalls brauchen.

Reiben Sie die Hände aneinander warm und bedecken Sie die Augen.

Massieren Sie Ihre Ohren, entlang der Kanten, auch vor und hinter dem Ohr, Ziehen Sie auch mal an ihnen.

Bedecken Sie die Ohren mit den Händen und heben Sie die Hände an, dreimal ein- und ausatmend.

Mit dem über den Mittelfinger schnalzenden Zeigefinger klopfen Sie den Nacken unterhalb der Schädelkante 36-mal oder weniger.

Legen Sie Ihre angewärmten Hände (vorher reiben) sanft gewölbt über Ihre Augen, sodass kein Licht durchdringt. Lassen Sie dann die Augen kreisen, vielleicht auch nach links und rechts, oben und unten sowie diagonal wandern und danach entspannen.

Waschen Sie mit den Händen Ihr Gesicht, Sie können auch Punkte um die Augenhöhle, vor dem Jochbein und um Mund, Stirn oder Schläfe drücken.

Kämmen Sie mit den Fingerspitzen Ihre Kopfhaut.

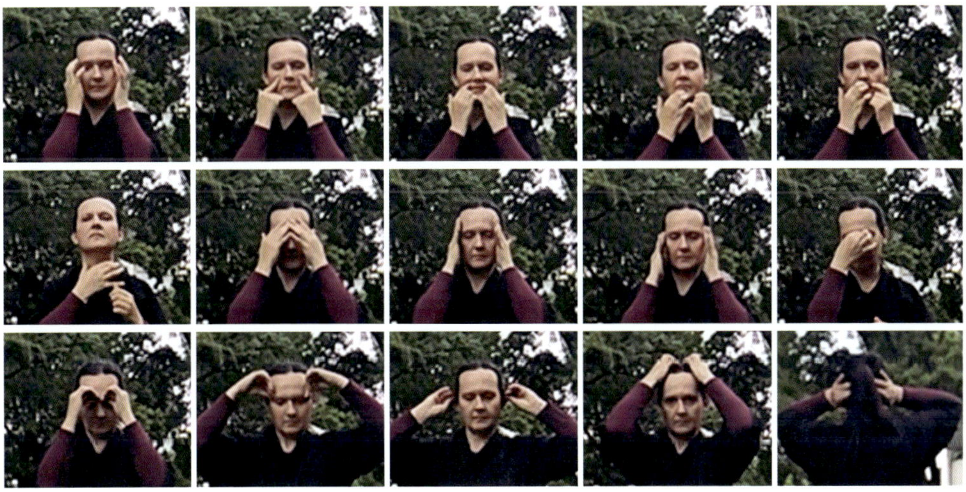

Reiben Sie Ihre Schultergrübchen links und rechts.

Streichen Sie um Ihre Hand- und Fingergelenke. Klopfen (oder streichen) Sie mit leicht gewölbter Hand den Arm innen herunter, außen hoch.

Streichen Sie einige Male den Dai Mai aus, Ihren Gürtelmeridian vom Rücken um die Taille in Richtung Unterbauch.

Klopfen (oder streichen) Sie mit leicht gewölbter Hand die Beine außen herunter, innen hoch zweimal sowie hinten herunter und vorne hoch, auch zweimal.

Abschließend legen Sie Ihre Hände aufs untere Dantian und kreisen neunmal gegen den Uhrzeigersinn und neunmal mit dem Uhrzeigersinn. Oder üben Sie „Zwei Drachen spielen mit der Perle", die auf Seite 32 beschriebene Übung..

Abgrüßen. Lächeln. Alles Gute.

TEIL 4

Was ist Qigong?

„Die größte Offenbarung ist die Stille.“

(Laozi)

Am Anfang kann es hilfreich sein, sich beim Qigong auf die wichtigsten Prinzipien zu fokussieren und manches andere Wichtige erst einmal außer Acht zu lassen. Manches bekannte Qigong-Prinzip ist nicht unmittelbar von Anfang an hilfreich fürs Üben, aber mit etwas Übungserfahrung dann wertvoll. Deshalb finden Sie die Ausführungen hierzu dem Übungsteil dieses Buchs hintenangestellt.

Die theoretischen Ausführungen des ersten und auch vierten Teils dieses Buchs können Sie als Handbuch nutzen und Sie werden es mit wachsender Übungserfahrung vermutlich nochmal anders lesen als zu Beginn Ihres Übens.

Polarisieren

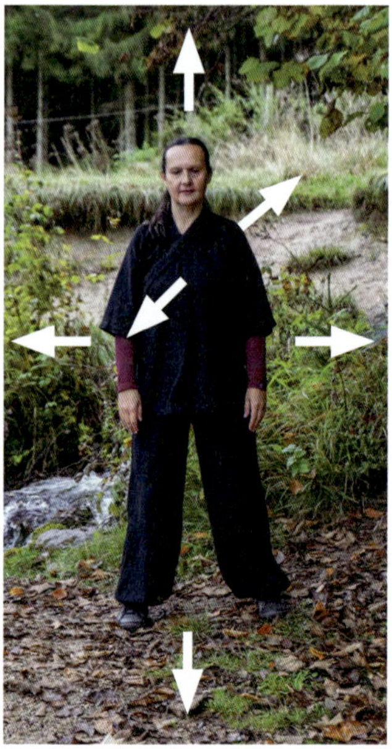

Sie haben es einführend gelesen: Nach dem Yin-Yang-Prinzip polarisieren Sie sich noch vor Beginn jeder stillen oder bewegten Übung. Sie spüren also Ihren Scheitel und den Himmel darüber, und Sie spüren alles andere herabfließen, auch den Boden unter Ihren Füßen. Das ist ganz wichtig.

Aber Yin und Yang beschränkt sich natürlich nicht nur auf Oben und Unten, also Scheitel und Steißbein/Kreuzbein beziehungsweise Bai Hui und Hui Yin sowie Scheitel und Fußsohlen, die auseinanderstreben.

Wenn Sie schon etwas Übungserfahrung gesammelt haben, können Sie auch die anderen physischen Ebenen hinzunehmen. Spüren Sie Ihre Vorder- und Rückseite. Spüren Sie dann auch gern die Ausdehnung nach links und rechts. Spüren Sie auch Innen und Außen mit der Zeit bewusster.

So spürend in alle Richtungen, richten Sie sich auf das Üben hin aus. Auch das ist Polarisieren.

In die Stille eintreten – Rujing

Sie haben zu Beginn von den Herzaffen und Ideenpferden gelesen, die wir mit unseren Übungen, unserer Aufmerksamkeit und dem Atem zunächst absenken, bevor irgendetwas ins Fließen kommen sollte. Hier ist auch die Rede vom Eintreten in die Stille. Manche nennen es auch still werden oder zur Ruhe kommen. Und diesen Zustand nennen chinesische Meister „Rujing".

Den Rujing-Zustand wollen wir schon mit der Ausrichtung erreichen. Es geht darum, unseren Körper zu entspannen und unsere Gedanken und Emotionen zu befrieden.

Gerade ganz zu Beginn des Lernprozesses ist Rujing in den meisten Fällen etwas, das wir mit den Übungen erreichen. Im Idealfall wird es Ihnen mit zunehmender Erfahrung auch leichterfallen, schon durch wenige Atemzüge und bereits eine innerlich vorgenommene Ausrichtung und Polarisierung in die Stille einzutreten. Sie üben dann im Idealfall auch im Alltag.

Rujing ist dieser quasi aufgeräumte Zustand, der Ihr Üben gedeihlich wirken lässt und zusätzlich effektiv macht. Und den Sie - denn unser aller Leben ist im Wandel - sich immer wieder neu werden erobern müssen.

Wu Xing – die fünf Wandlungsphasen

So wie Yin und Yang als übergreifende Konzepte praktisch alles unterscheiden helfen und so als Übungsprinzip nutzbar machen, so lässt sich alles auch noch weiter unterteilen, in fünf Wandlungsphasen, Wu Xing: der Lauf des Jahres, der Weg des Lebens, der Mensch und sein Körper sowie auch seine Energie oder Psyche.

Die chinesische Medizin verortet auf und in unserem Körper Energieflüsse, die chinesische Medizinerinnen und Mediziner mittels Akupunktur, Akupressur oder auch etwa Moxa behandeln können - oder jeder Mensch über seine Atmung, Bewegung sowie seine Ernährung beeinflussen kann. Die Energie fließt nach chinesischer Medizinlehre durch Meridiane, also die auf den Akupunkturkarten verzeichneten Leitbahnen. Den zwölf Hauptmeridianen ordnet die chinesische Medizin Organe und damit Wandlungsphasen zu und hat für diese Wu Xing, also fünf Wandlungsphasen, Wirkmechanismen festgestellt, mit denen Energien sich verstärken oder auch abschwächen und so regulieren können.

Betrachten wir die fünf Wandlungsphasen Wu Xing im sogenannten Nährzyklus, so nährt und verstärkt stets die eine Wandlungsphase die auf sie im Zyklus jeweils folgende nächste Wandlungsphase. Im Zerstörungs- oder Minderungszyklus betrachtet wirkt jede der Wandlungsphasen auf die jeweils übernächste Wandlungsphase mindernd ein.

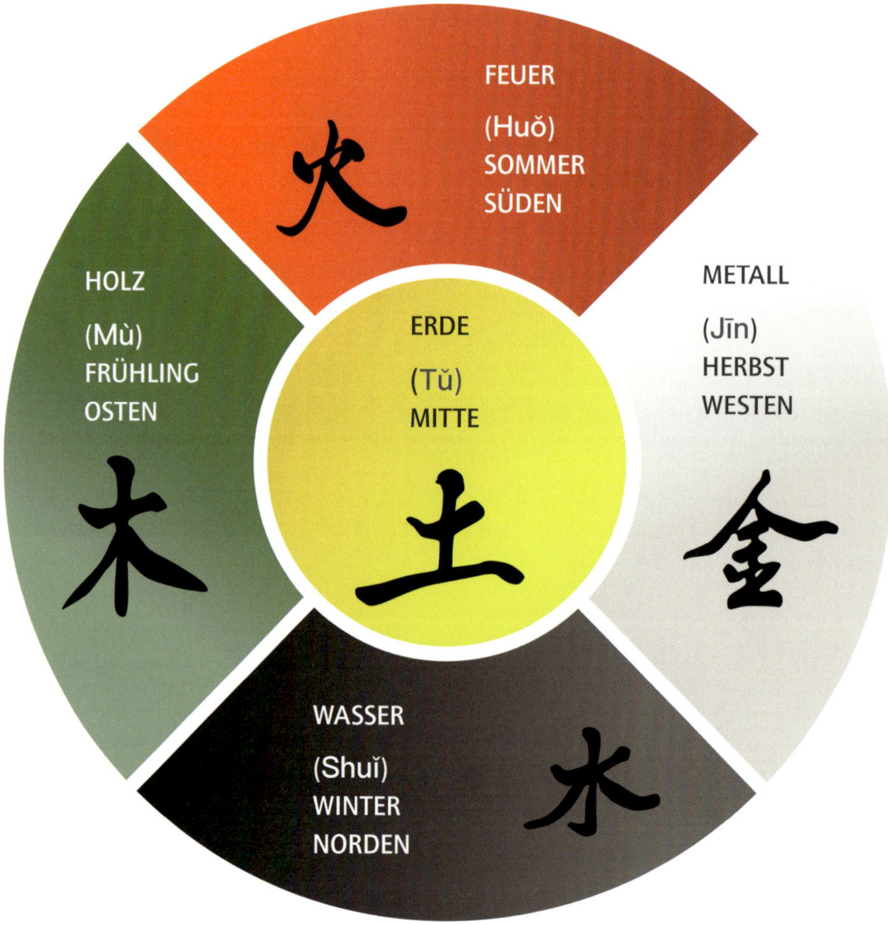
FEUER
(Huǒ)
SOMMER
SÜDEN
火
HOLZ
(Mù)
FRÜHLING
OSTEN
木
ERDE
(Tǔ)
MITTE
土
METALL
(Jīn)
HERBST
WESTEN
金
WASSER
(Shuǐ)
WINTER
NORDEN
水

So nährt oder erzeugt Wasser Holz, Holz nährt Feuer, Feuer nährt Erde, Erde nährt Metall und Metall nährt Wasser. Wasser nährt wiederum Holz und so geht es in diesem Zyklus immer weiter. Gemäß dem Zerstörungszyklus kontrolliert, mindert oder reduziert Wasser Feuer, Feuer zerstört Metall, Metall zerstört Holz, Holz zerstört Erde, Erde zerstört Wasser, Wasser zerstört Feuer und so weiter.

Während Yin-Yang-Zuordnungen nie absolut zu verstehen sind, sondern stets nur im Verhältnis zueinander, ist das bei den fünf Wandlungsphasen anders. Ihnen zugeordnet sind nach chinesisch medizinischer Vorstellung gemäß dem TCM-Klassiker von Huangdi, dem gelben Kaiser jeweils eine Farbe, eine Emotion, ein oder im Fall der Feuer-Wandlungsphase sogar zwei Organpaare und vieles andere mehr: Tiere, Himmelsrichtungen, Geschmacksrichtungen, Körperflüssigkeiten und Emotionen etwa.

Wandlungphase/ Element	Yin – Aufnahme und Speicherung	Yang – Verdauung und Ausscheidung
Holz	Leber	Gallenblase
Feuer	Herz | Herzbeutel	Dünndarm | Dreifach-Erwärmer
Erde	Milz	Magen
Metall	Lunge	Dickdarm
Wasser	Niere	Blase

Unsere Organpaare im Überblick

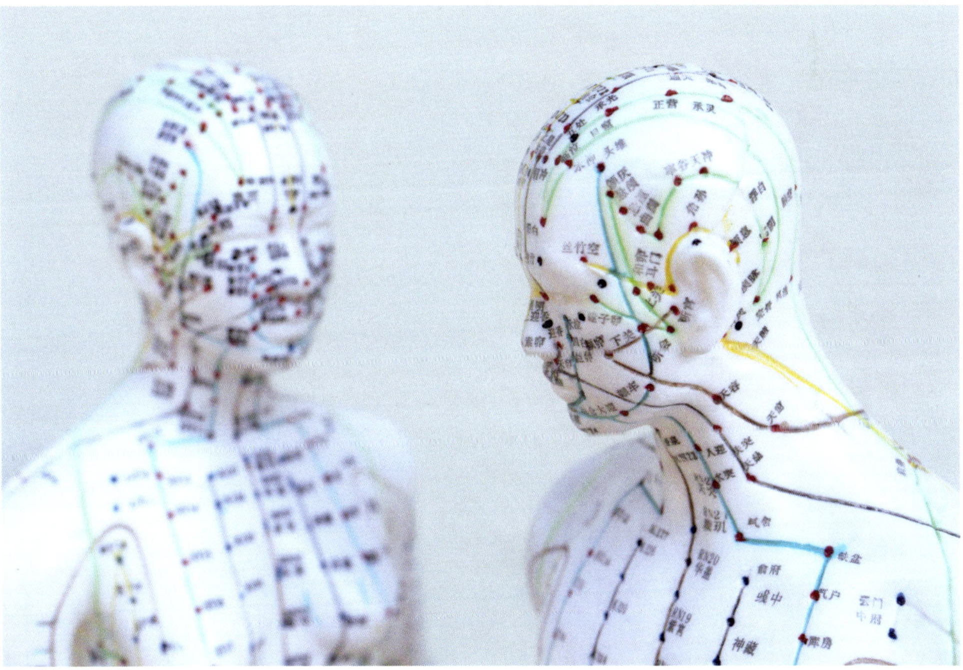

Die Organpaare stehen in einem Yin-und-Yang-Verhältnis zueinander. Den Speicherorganen (Yin) Leber (Holz), Herz und Dreifach-Erwärmer (Feuer), Milz (Erde), Lunge (Metall) sowie Niere (Wasser) stehen die Hohlorgane (Yang) Gallenblase (Holz), Dünndarm und Herzbeutel (Feuer), Magen (Erde), Dickdarm (Metall) sowie Blase (Wasser) als Partner zur Seite.

Das bedeutet: Ein Füllezustand in dem einen Organ wird automatisch einhergehen mit einem Leerezustand in dem anderen Organ. Auf diese Weise kann ein Ungleichgewicht in einer Wandlungsphase durch den Nähr-/Kontrollzyklus der Wandlungsphasen auf alle weiteren Wandlungsphasen einwirken und für weitere Dysbalancen sorgen.

In einer mehr oder weniger ausgewogenen Balance wäre jede Wandlungsphase im harmonischen Ausgleich. Das jeweilige Yin- und das jeweilige Yang-Organ wäre gleich gut genährt und im Gleichgewicht würde ein energetisches Geben und Nehmen aller Organe und ihrer Energien bestehen – bis innere oder äußere Faktoren darauf einwirken.

Auch unsere Emotionen wären in diesem harmonischen Zustand in Balance. Jede Emotion ist einer Wandlungsphase ebenso zugeordnet wie ein Spirit. Das klingt für hiesige Ohren komischer, als es ist, denn auch wir kennen die dahinterstehende Vorstellung, dass jemand „von allen guten Geistern verlassen" sein kann – also im Prinzip ähnlich. Der Unterschied ist: nach chinesisch medizinischer Vorstellung machen wir gemäß der Wu Xing-Lehre diese sogenannten Spirits nicht erst dingfest, wenn sie abhandengekommen sind, sondern schon im gesunden und ausgewogenen Zustand.

Im Folgenden ein kurzer Überblick über die fünf Wandlungsphasen.

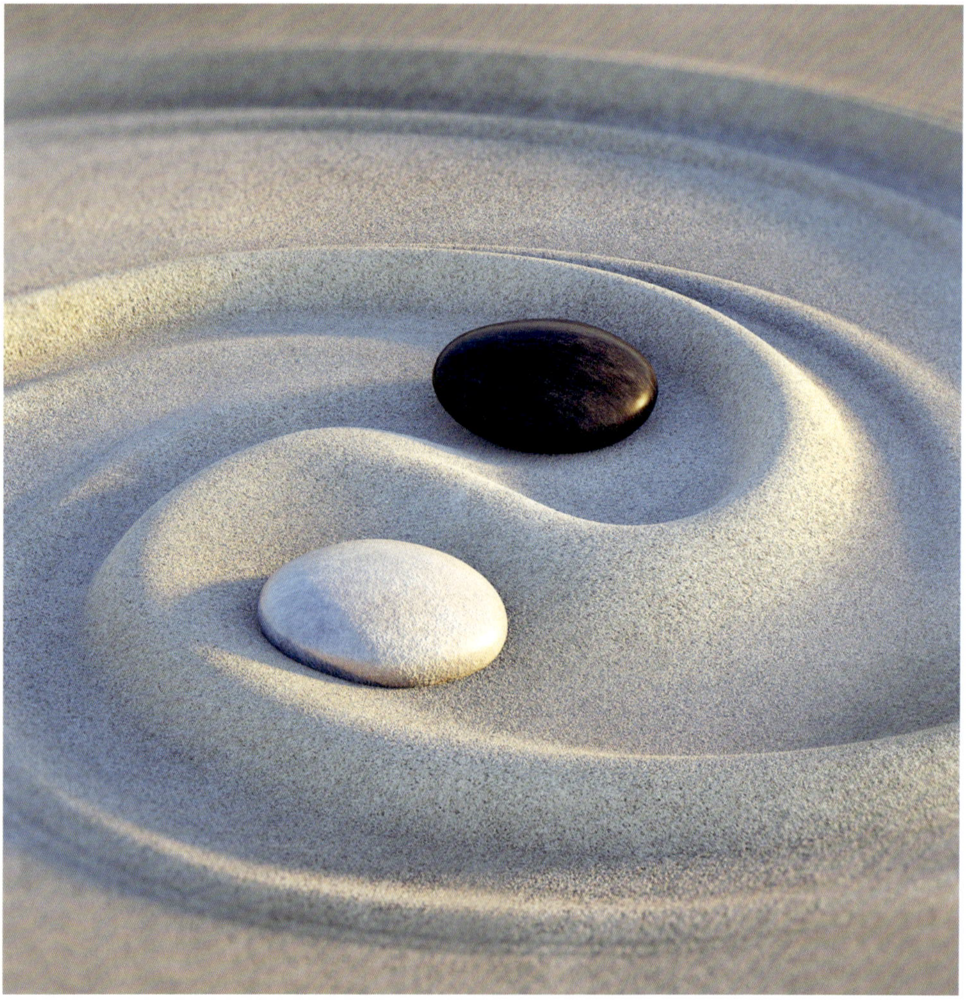

Wandlungsphase Wasser: Niere/Blase

Das Yin-Organ der Wasser-Wandlungsphase ist die Niere, das Yang-Organ – also das dazugehörige Hohlorgan – ist die Blase.

Die Nieren empfangen unreines Wasser aus den Verdauungsorganen und der Lunge. Sie senden die trüben Bestandteile zur Blase und verdampfen die reinen Bestandteile mit seinem Feuer und senden sie zur Lunge. Sie beherrschen das Wasser und die Knochen, regieren das Ergreifen des Qi und öffnen sich in die Ohren, wie Lehrsätze der daoistischen Medizin besagen. Das mit den Nieren verbundene Sinnesorgan ist also das Ohr und die mit dieser Wandlungsphase verbundene Sinnesfunktion das Hören.

Die Nieren speichern das Jing und regieren Geburt, Entwicklung und Reifung sowie das Potenzial der Lebensaktivität oder, wie es beim Gelben Kaiser heißt, die „Wurzeln des Lebens". In ihnen ist unser vorgeburtliches Qi gespeichert, das Yuan Qi.

Die Blase empfängt den Urin aus den Nieren, wo es aus den von Lunge, Dünndarm und Dickdarm gesendeten trüben Bestandteilen gebildet wird und scheidet ihn aus. Eine Körperflüssigkeit ist der Urin und das der Wasser-Wandlungsphase zugeordnete Körpergewebe sind die Knochen.

In einem Yin-Yang-Zyklus verortet entspricht die Wasser-Wandlungsphase dem starken, also dem bauchigen schwarzen Teil des Taijitu. Die zugeordnete Farbe ist Schwarz oder Blau. Das zugehörige Tier ist die Schildkröte, der Geschmack salzig, die Himmelsrichtung Nord, als Jahreszeit wird der Winter und als Tageszeit die Nacht zugeordnet. Die Wasser-Wandlungsphase ist dem Alter und Genuss der Ernte zugeordnet, das Klima kalt. Aber es ist auch das, woraus wir schöpfen, deswegen beginnen viele Wuxing-Qigong-Sets mit Übungen für die Wasser-Wandlungsphase.

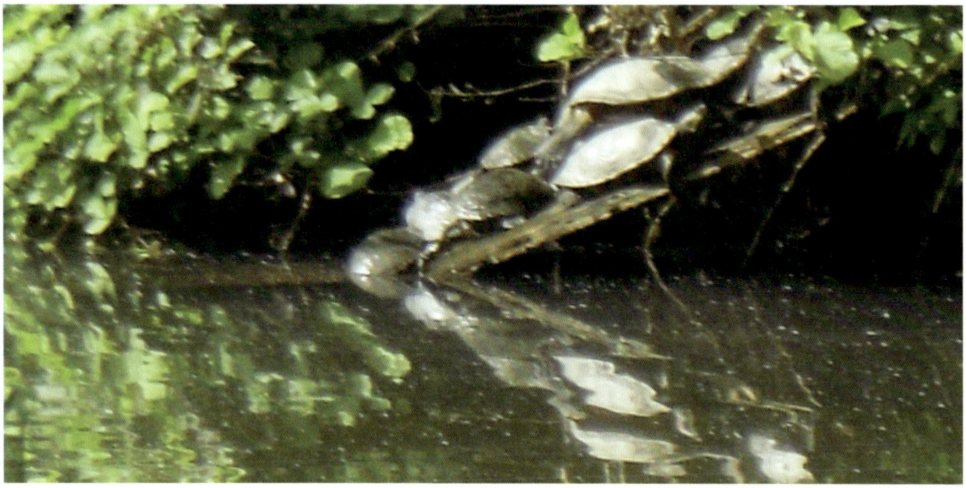

Der in unseren Nieren residierende Geist oder Spirit ist die Willenskraft „Zhi" und die Emotion Angst. Angst im Übermaß ist der große Schädiger dieser Wandlungsphase. Umgekehrt erkennen wir eine aus dem Gleichgewicht geratene Wasser-Wandlungsphase auch an einem Übermaß von Angst.

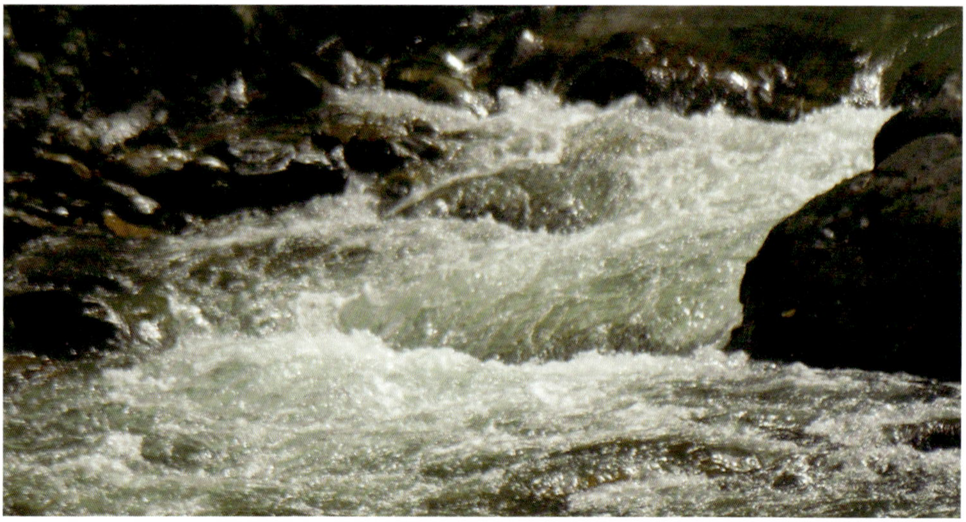

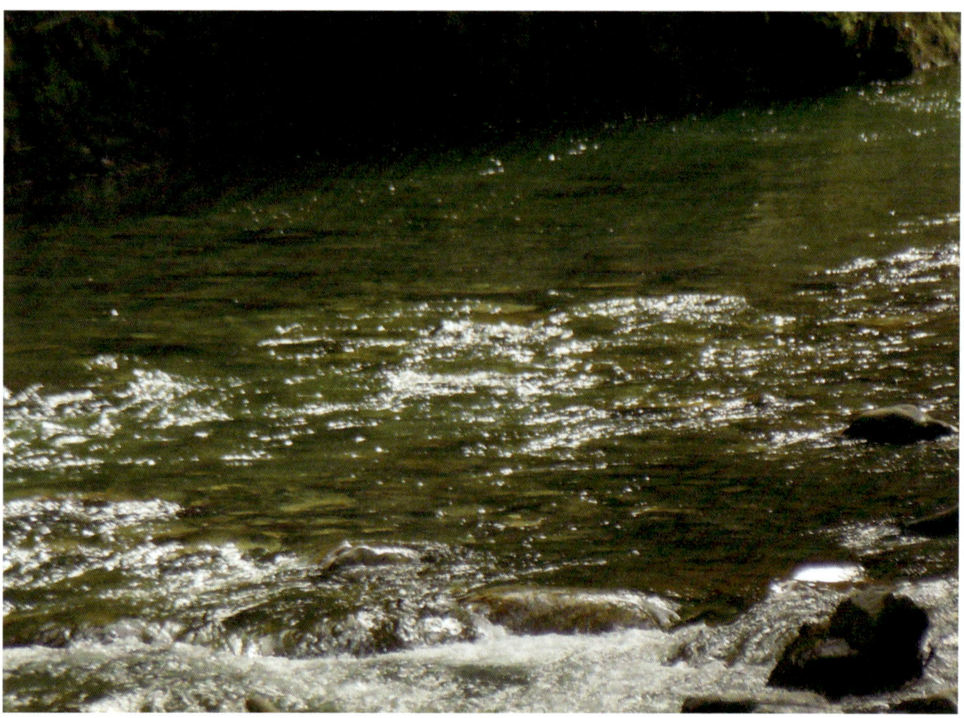

Tipp: Viel trinken

Qigong regt unsere Organtätigkeit an, auch die der Nieren. Ihrer Gesundheit und Ihrem Wohlbefinden zuliebe sollten Sie darauf achten, ausreichend zu trinken. Gut sind zuckerfreie Getränke. Wenn Sie es mögen und vertragen, gerne auch Kaffee oder Tee beziehungsweise Kräutertee.

Für den Grundbedarf eignet sich am besten Wasser über den Tag verteilt. Menschen in China trinken viel heißes Wasser. Aus gutem Grund, es ist ausgesprochen gesund und schmeckt zu meiner anfänglichen Überraschung auch viel besser, als erwartet. Probieren Sie es mal aus.

Regelmäßiges Trinken ist von großem Nutzen. Gut versorgt mit Wasser werden Sie sich wacher, konzentrierter und fitter fühlen. Gesundheitlich gibt es gute Gründe, stets ausreichend hydriert zu sein. Mittlerweile ist erwiesen, dass eine gute Flüssigkeitszufuhr während des gesamten Lebens das Risiko einer Herzinsuffizienz verringern kann, wie eine Studie ergeben hat, die 2021 auf dem Kongress der Europäischen Gesellschaft der Kardiologen vorgestellt wurde.

Heißwasser in Trinktemperatur

Erhitztes Wasser ist aus chinesisch-medizinischer Sicht eher zu empfehlen als kaltes Wasser, weil es magenfreundlicher ist. Milz und Magen, die der Wandlungsphase Erde zugeordneten Organe, mögen es grundsätzlich gerne warm. Gerade an heißen Tagen darf es bei Bedarf aber gern auch kalt sein.

Tipp: Frisches Wasser kochen und mit kaltem Wasser mischen. In einer Thermoskanne können Sie daraus über den Tag verteilt Ihr Wasser jederzeit gut temperiert genießen. Trinken Sie vor allem in der ersten Tageshälfte viel – aber nicht zu den Mahlzeiten, nur ein Schlückchen Wasser nach dem Essen. Und kochen Sie es am besten nur einmal.

Wasser ist nach chinesischer Ernährungslehre thermisch neutral, also weder kühlend noch wärmend. Für Geschmack und Wirkung können wir mit Zutaten helfen:

- Bei Erkältung: Ingwerscheiben mit etwas Rohrohrzucker ins heiße Wasser wirkt erwärmend. Ebenso wie (Yogi-)Teemischungen mit Zimt. Auch Kaffee, der als Getränk längst rehabilitiert ist, wirkt erwärmend. Etwas Rohrohrzucker hinein ist besser als Milch, die die Atemwege verschleimt.
- An heißen Tagen und bei Fieber darf das Heißgetränk auch im Winter gerne thermisch kühlend sein: Grüner oder weißer Tee eignen sich dann, wer mag, trinkt gerne auch Tee mit Jasminaroma, aus oder mit Pfefferminzblättern oder mit Zitrone. Letzteres mag ich an heißen Tagen auch gerne kalt.

Wandlungsphase Holz: Leber/Gallenblase

Das Yin-Organ der Holz-Wandlungsphase ist die Leber, das Yang-Organ die Gallenblase.

Das Qi der Leber produziert die Galle. Die Gallenblase speichert es und sendet es nach unten, um den Verdauungsvorgang zu unterstützen. Die Leber beherrscht das Fließen und Ausbreiten, wie der Lehrsatz besagt. Die Leber speichert in den Ruhephasen das Blut, das sich bei körperlicher Aktivität wieder ausbreitet. Ärger und Enttäuschung wirken sich besonders auf die Harmonie der Leber aus - und wie alle zugeordneten Emotionen sind sie auch ein Indikator für ein Ungleichgewicht dieser Wandlungsphase. Die Leber beherrscht die Sehnen und manifestiert sich in den Nägeln. Sie ist verbunden mit den Augen und reguliert die Gallensekretion. Während die Leber den energetischen Drive mit sich bringt, ist die Gallenblase der Entscheider, der bestimmt, wo es lang geht - und auch schon einmal bremst und gerne kontrolliert.

Das mit der Leber verbundene Sinnesorgan ist das Auge und die Sinnesfunktion das Sehen. Wir regenerieren die mit der Holzwandlungsphase verbundene Energie, wenn unsere Augen geschlossen sind. Starke Belastung der Augen, beispielsweise durch ausgedehnte Bildschirmarbeit, schwächt die Holzenergie. Zugeordnete Körperflüssigkeiten sind die Tränen und das der Holz-Wandlungsphase zugeordnete Körpergewebe die Muskeln.

In einem Yin-Yang-Zyklus verortet entspricht die Holz-Wandlungsphase dem kleinen Yang, also dem weißen Fischschwanz im Taijitu. Die der Wandlungsphase zugeordnete Farbe ist Grün, das Tier der Drache, Geschmack sauer, Himmelsrichtung Ost, die zugeordnete Jahreszeit ist der Frühling und die Tageszeit der Morgen. Die Holz-Wandlungsphase ist dem Lebensalter Geburt und Wachstum zugeordnet, das Klima windig.

Der in unserer Leber residierende Spirit ist die Wanderseele „Hun". Diese ist vielleicht so etwas wie unser Traumbewusstsein, mit Kreativität und Vision verbunden, unsere Intuition. Die Wandlungsphase Holz ist mit der Emotion Zorn verbunden. Zorn im Übermaß ist der große Schädiger.

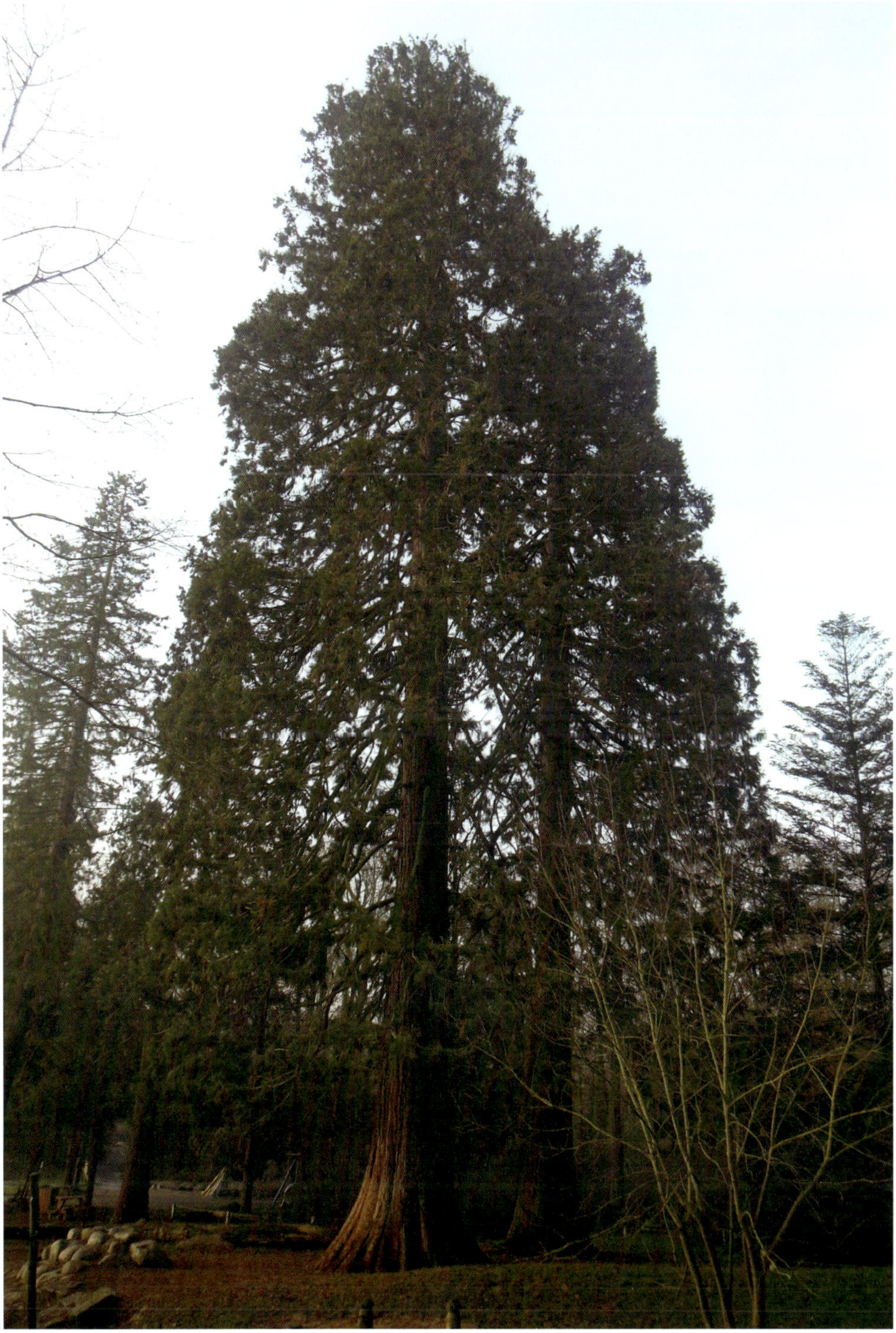

Wandlungsphase Feuer: Herz/Dünndarm, Herzbeutel/ San Jiao

Die Feuer-Wandlungsphase ist die einzige mit gleich zwei Organ(system)paaren: Herz- und Dünndarm sowie Herzbeutel und Dreifach-Erwärmer (San Jiao).

Das Herz, chinesisch Xīn 心, was dem anatomischen Herz auffallend ähnelt, reguliert das Blut und die Blutbahnen. Der Dünndarm trennt das Reine und Trübe - die reinen Anteile schickt er zur Milz und die trüben Anteile zum Dickdarm.

Der Herzbeutel schützt unser Herz - ohne es einpanzern zu müssen. Der Dreifach-Erwärmer umfasst all jene Organe, die unseren Körper erwärmen. So umfasst der obere Erwärmer Lunge und Herz, der mittlere Magen und Milz und der untere Erwärmer den Urogenitaltrakt.

Der Herzgeist Shen ist der Spirit der Wandlungsphase Feuer. Unser ungetrübtes Bewusstsein hat seinen Sitz im Herzen und bringt als Emotion die Freude mit sich. Ist Shen im Gleichgewicht, reagieren wir angemessen auf unsere Umwelt und schlafen gut.

Die Himmelsrichtung der Feuer-Wandlungsphase ist Süd, die Jahreszeit der Sommer, die Tageszeit Mittag und das Lebensalter Ausbildung und Entwicklung. Das Klima ist heiß und die Feuer-Wandlungsphase im Yin-Yang-Zyklus verortet das starke Yang - also der extrem weiße, bauchige Bereich. Farbe Rot, Körperflüssigkeit Schweiß. Das der Feuer-Wandlungsphase zugeordnetes Tier ist der Feng Huang - eine Art chinesischer Phönix oder im Wuxing-Qigong gemäß Wudang Sanfeng-Schule der Kranich. Der Geschmack der Feuer-Wandlungsphase ist bitter, das Sinnesorgan die Zunge und deren Funktion Sprechen - oder wie Joachim Stuhlmacher in „Die Medizin des Dao" schreibt: „Das Herz öffnet sich in die Zunge. Und so sind Worte, gesagt oder geschrieben, heilig."

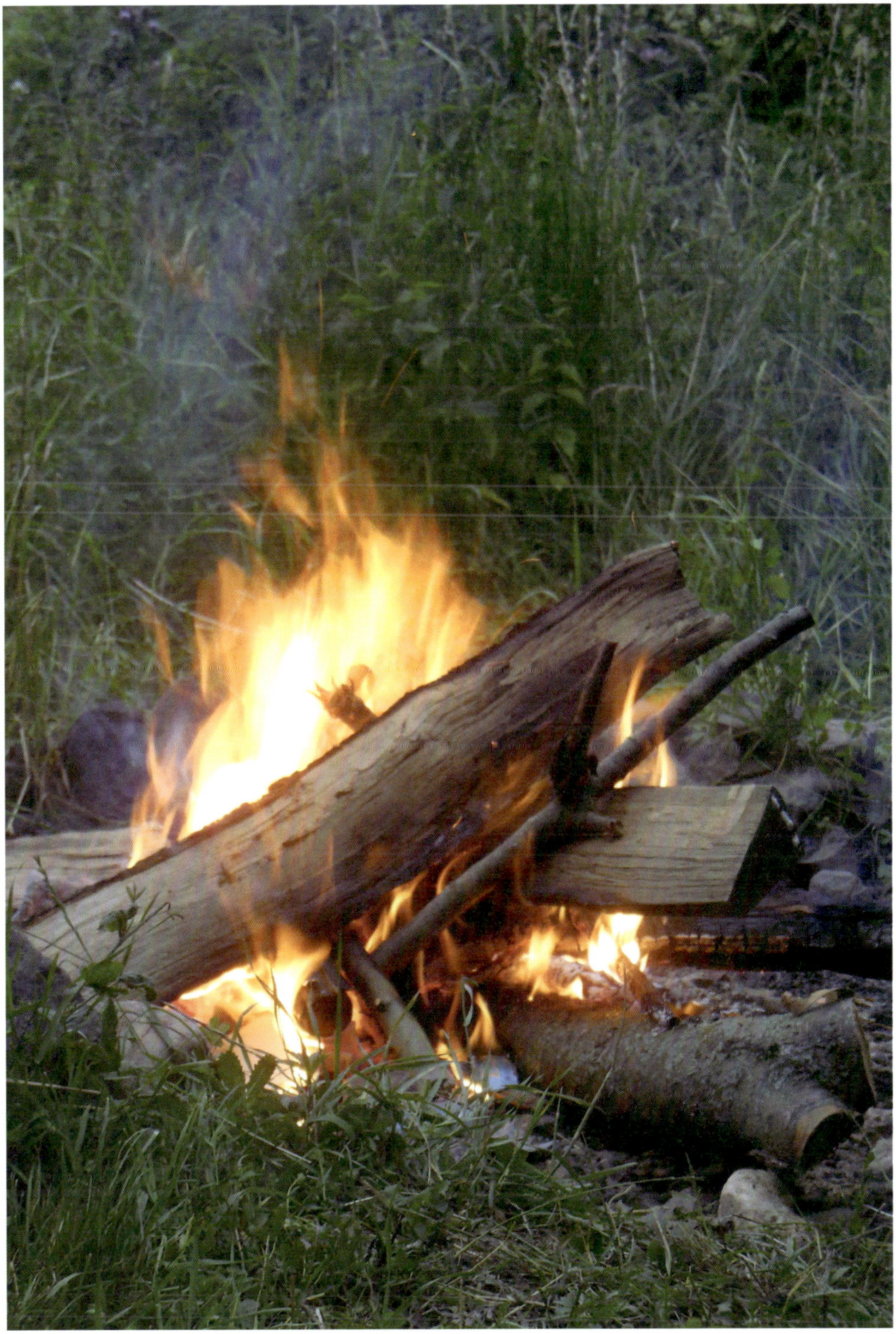

Wandlungsphase Erde: Milz/Magen

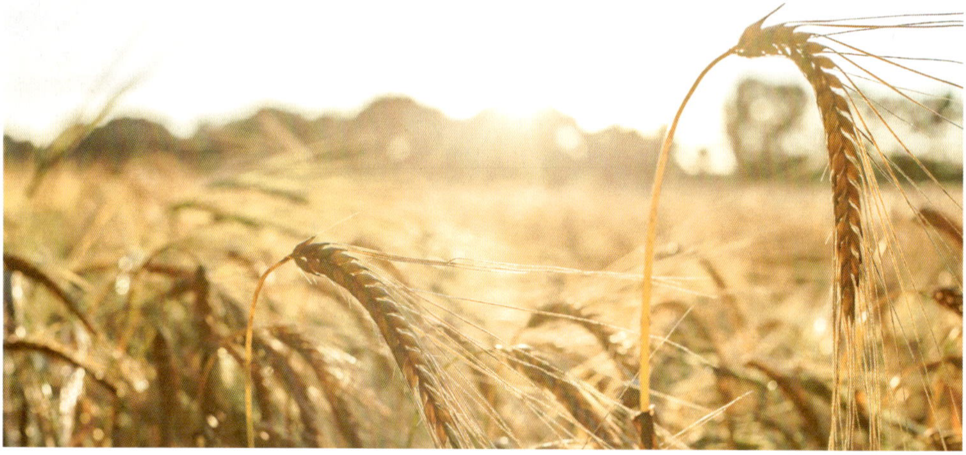

Das Yin-Organ der Erd-Wandlungsphase ist die Milz, das Yang-Hohlorgan ist der Magen.

Die Milz als Yin-Organ der Erd-Wandlungsphase leitet das Blut und regiert über Umwandlung und Transport. Sie verwandelt die reinen Anteile der Nahrung in die Rohstoffe für Qi und Blut und sendet sie aufwärts zur Lunge, transportiert Qi und Blut in die Muskeln. Die Milz beherrscht die Muskeln und öffnet sich in den Mund – hat also mit Schleimhaut-Regulation zu tun. Ist die Milz harmonisch, kann der Mund die fünf Geschmacksqualitäten unterscheiden – und weiß im übertragenen Sinne Wichtiges von Unwichtigem zu unterscheiden.

Der Magen als das Yang-Hohlorgan der Erd-Wandlungsphase ist das Meer der festen und flüssigen Nahrung. Er ist für das Empfangen und Reifen der Nahrung zuständig und sendet die daraus gewonnenen reinen Anteile zur Milz und die trüben zur weiteren Verdauung in den Dünndarm.

Das mit der Milz verbundene Sinnesorgan ist der Mund, der dieser Wandlungsphase zugeordnete Geschmack ist süß und die Sinnesfunktion ist Schmecken. Die Körperflüssigkeit der Erd-Wandlungsphase ist der Speichel und das zugeordnete Körpergewebe das Bindegewebe.

In einem Yin-Yang-Zyklus verortet, entspricht die Erd-Wandlungsphase der Trennlinie zwischen Yin und Yang. Himmelsrichtung Zentrum. Die zugeordnete Farbe ist Gelb, das Tier das Qilin, eine Art chinesisches Einhorn – und in dem von mir praktizierten und unterrichteten Taiyi Wudang Wu Xing Qigong der fünf Wandlungsphasen gemäß Wudang Sanfeng-Schule der Tiger.

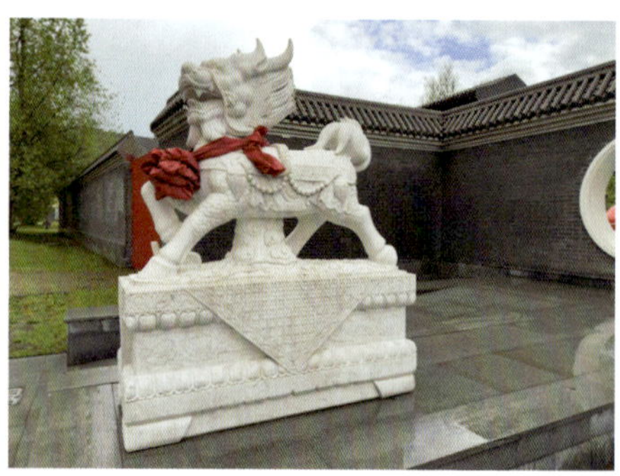

Als Jahreszeit geben manche den Spätsommer an, andere die zwei Wochen zum Ende jeder Wandlungsphase im Kalender - also die Zwischenphase, um den Wechsel der Jahreszeiten herum. Wir erden uns und das hat nicht zufällig sehr viel mit Ausgeglichenheit oder auch Mitte zu tun. Ablesbar ist diese Sichtweise auch an einer alten Version des Wuxing-Symbols, in dem die Wandlungsphasen einem vierblättrigen Kleeblatt-Symbol ähnelnd angeordnet sind - mit der Wandlungsphase Erde in der Mitte. Himmelsrichtung ist das Zentrum, Tageszeit ist der Nachmittag, das Lebensalter die Reife und der Übergang und das Klima sind feucht.

Der in unserer Milz residierende Geist oder Spirit der Wandlungsphase Erde ist „Yi", das gerichtete Denken, unsere bewusste, fokussierte Aufmerksamkeit. Im Übermaß ist der große Schädiger als Emotion die Sorge, also Überbesorgtheit.

Tipp: Farbenfroh essen

Ungleichgewichte in der Wandlungsphase Erde äußern sich gerne in Form von Heißhunger. Wer hiermit Schwierigkeiten hat, sollte abklären lassen, dass er/sie seine Nahrung verträgt und verstoffwechseln kann, also dass keine Unverträglichkeiten, Enzymmangel oder auch Allergien vorliegen.

Zur Stärkung und Balance von Milz und Magen ist es immer hilfreich, warm zu essen, gerne insbesondere auch das Frühstück. In China gibt es oft eine Art Reissuppe, Rundkornreis (ich bereite den mit 1:4 oder 1:5 Teilen Wasser zu, gerne mit Apfel- oder Birnenstücken gekocht oder Bananenstückchen drauf). Auch gekochter Getreidebrei beispielsweise aus Hirse ist eine gute Empfehlung.

Lassen Sie Pausen zwischen den Mahlzeiten und gönnen Sie sich Zeit und Ruhe beim Essen. Suppen sind besonders bekömmlich für Milz & Magen. Nach der chinesischen Ernährungslehre sollten Sie Kuhmilchprodukte und süße Snacks in zu großen Mengen vermeiden - und nicht mit zu vollem oder zu leerem Magen Qigong üben.

Zur Stärkung von Milz und Magen sind gelb-orangefarbene Nahrungsmittel hilfreich, die eine natürliche Süße mitbringen, wie Kartoffeln, Karotten oder Kürbis. Grundsätzlich ist jeder der fünf Wandlungsphasen eine Farbe zugeordnet. Nahrungsmittel in diesen Farben helfen, deren jeweilige Energie zu unterstützen. Essen Sie also möglichst bunt, gerne ausgesucht auch: grün für die Leber, rot fürs Herz, gelb-orange für die Milz, weiß für die Lunge und schwarz, dunkelblau oder violett für die Nieren.

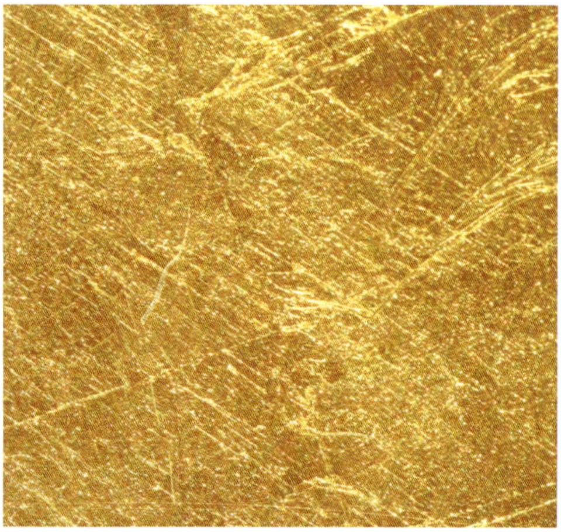

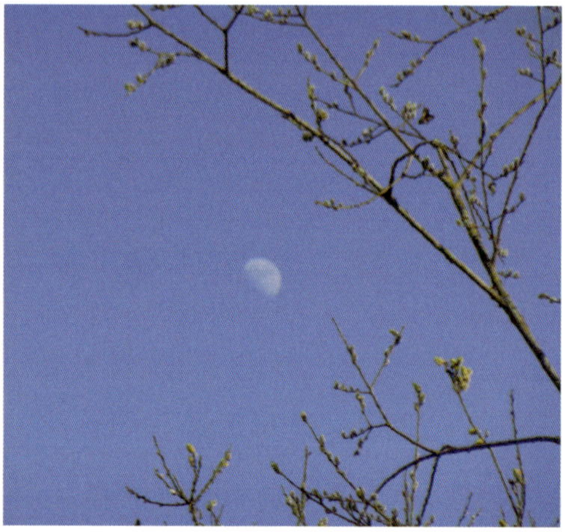

Wandlungsphase Metall: Lunge/Dickdarm

Die chinesische Medizin ordnet der Wandlungsphase Metall die Lunge als Yin-Organ und den Dickdarm als Yang-Organ zu.

Die Lunge regiert das Qi, bewegt und regelt die Wasserwege und regiert das Äußere des Körpers, also unsere Haut. Die Lunge öffnet sich in die Nase und fungiert als Schnittstelle des inneren Qi aus der Milz etwa und äußeren Qi aus der Einatmung. Sie lässt das Qi durch den Körper zirkulieren und bewegt und transformiert das Wasser im Körper über die mit der Atmung verbundene Verflüssigung von Wasserdampf und des Transports zu den Nieren. Die Lunge reguliert unseren Feuchtigkeitshaushalt und die Feuchtigkeitsabsonderung von Haut und Poren.

Lunge und Dickdarm sind unsere wichtigsten Struktur- und Rhythmusgeber im Leben und Alltag. Alles an der Wandlungsphase Metall hat mit Struktur zu tun. Unsere Haut schützt uns nach außen, Schleim stabilisiert uns innerlich. Vom allerersten bis zum allerletzten Moment ist die Lunge unser Taktgeber. Wir atmen rhythmisch ein und aus - und hauchen am Ende unser Leben aus. Wir verdauen und führen ab über unseren Dickdarm - wenn alles gut läuft ebenfalls schön rhythmisch. Kommt es zu einer Verstopfung oder durch eine Schwäche des Dickdarms zu Durchfall, leiden wir darunter sehr rasch auch. Störungen oder Dysbalancen in der Wandlungsphase Metall führen auch auf das Leben übertragen rasch zu Unordnung und Strukturlosigkeit verschiedenster Art.

Der Dickdarm als das Yang-Organ der Wandlungsphase Metall initiiert das Loslassen. Er befördert die trüben Anteile weiter zur Ausscheidung, während er ihnen das Wasser entzieht.

Die Himmelsrichtung ist der Westen, die vorherrschende Tageszeit der Abend, die Jahreszeit ist der Herbst und das Lebensalter die Nachreife und das Alter. Metall ist mit Blick auf den Yin-Yang-Zyklus die Phase des schwachen Yin, also das schwarze Fischschwänzchen.

Das mit der Wandlungsphase Metall verbundene Klima ist trocken, die Farbe weiß oder silbrig-weißes Mondlicht, die Geschmacksrichtung scharf. Die Zwiebel gilt als das Lungengemüse. Das mit dem Metall verbundene Sinnesorgan ist die Nase und die damit verbundene Funktion das Riechen. Die dem Metall zugeordnete Körperflüssigkeit ist der Schleim und das mit ihr verbundene Körpergewebe die Haut. Als Tier ist der Metall-Wandlungsphase der Tiger zugeordnet - abweichend davon im von mir geübten und unterrichteten Wudang Wuxing Qigong die Schlange.

Der der Wandlungsphase Metall zugeordnete Geist oder Spirit ist die Körperseele „Po". Sie ist stark, wenn unsere Lungenenergie stark ist - dann besitzen wir Mut und Tatkraft. Die mit der Metall-Wandlungsphase verbundene Emotion Trauer schwächt im Übermaß unsere Lunge. Sind unsere Schultern zu eingesunken, drückt dies auf unsere Lunge - das schwächt unsere Metallenergie und wir fühlen uns dann mutlos, zeigen Mutlosigkeit umgekehrt auch in unserer Haltung.

Tipp: Silbrige Atemwolke

Lassen Sie Ihren Atem als Wölkchen entweichen, ganz entspannt und ruhig auch in mehreren Ausatemzügen. Danach warten Sie, bis die Einatmung von selbst einsetzt. So atmen Sie natürlich und mit der Zeit zunehmend vollständig.

Fühlen Sie, wie sich mit jedem Atemzug eine weiße Wolke in Ihnen bildet und sich in Ihrem Körper ausbreitet, erst im Bereich der Lunge, dann bis in den Bauch hinein und im ganzen Körper, später auch im Bereich des Dickdarms.

Wenn das für Sie hilfreich ist, stellen Sie sich vor - fühlen Sie -, wie sich in Ihrem Inneren eine weiße Wolke über den gesamten Rumpf ausbreitet und Lunge und Dickdarm in friedlicher Harmonie vereint.

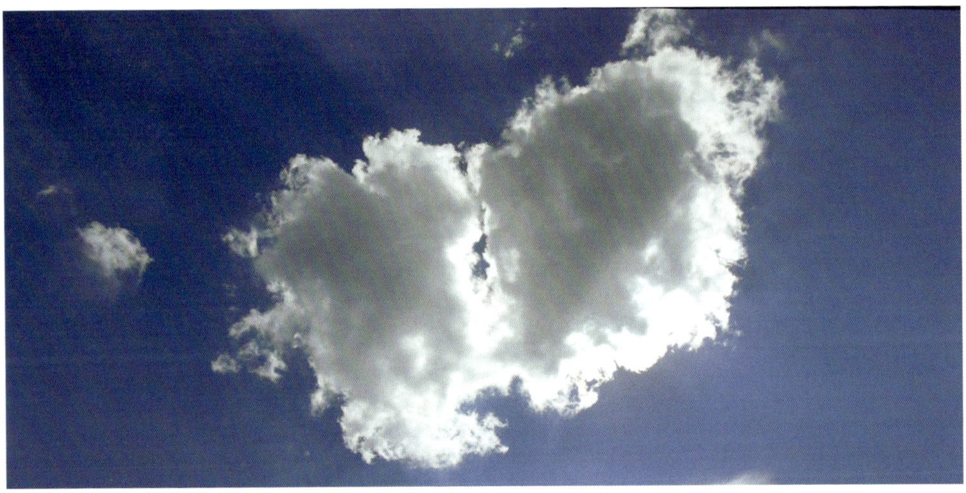

Mit den fünf Wandlungsphasen üben

Letztlich üben wir mit Qigong nicht nur immer gemäß dem Prinzip von Yin und Yang, sondern auch unsere fünf Wandlungsphasen harmonisierend. Eine der bekanntesten Atemübungen zu Organen und Wandlungsphasen sind die sechs heilenden Laute, die jedes Speicherorgan in eine Vibration versetzen.

Übung: Die sechs heilenden Laute

Atmen Sie zunächst entspannt und ruhig auch hörbar mehrmals aus. Vor jedem der Laute atmen Sie natürlich und sanft ein, halten kurz inne und tönen dann ausatmend den jeweiligen Laut je sechsmal (oder dreimal), anfangs hörbar und im Idealfall auch als Vibration in der entsprechenden Körperregion spürbar. Wenn Sie das eine Weile eingeübt haben, kann es später reichen, dem Klang innerlich nachzuspüren, ohne ihn mit der Ausatmung hörbar hervortreten zu lassen - was anfangs aber zu empfehlen ist.

1. Lunge/Metall: Ssssssss (scharfer s-Laut)
2. Niere/Wasser: Aushauchlaut Hhh wie beim Ausblasen einer Kerze. (Zunge geformt wie beim Aussprechen des englischen Worts „tree)
3. Leber: Xxüüü (also: Chüüüüü - ch = wie im Wort China)
4. Herz: Hhaaaa (auch: Heee - mit leicht nach ä klingendem e)
5. Magen: Hhuuuu
6. Dreifach-Erwärmer: Hhiiiii

Summen Sie abschließend Mmmmm oder auch OM/AUM.

Die vier Stufen des Qigong

Sie haben eingangs von Qi und den drei Schätzen San Bao gelesen und damit dem Prozess der sogenannten inneren Alchemie. Damit sind wir mittendrin in der chinesischen Medizin, die eine daoistische Medizin ist. Und es ist auch hilfreich, davon mal etwas gehört zu haben, um zu verstehen, was Sie tun und warum es Ihnen mehr bringen wird, wenn Sie zumindest etwas davon täglich tun. Die Daoisten arbeiten wie die früher auch hierzulande tätigen Alchimisten mit äußerer (Wai Dan) und innerer Veredelung (Nei Dan). So wie die früheren Alchemisten auf chemischem Wege hofften, Gold herzustellen, so geht es im daoistischen Kontext beim Qigong und der damit verbundenen Energielehre darum, die Grundelemente für das „Elixier der Unsterblichkeit" - also Jing, Qi und Shen - auf alchemistischem Weg umzuwandeln und so körperliche Langlebigkeit und geistige Unsterblichkeit zu erreichen.

Nach daoistischer Vorstellung geht es um eine Veredelung der Substanzen zu einer goldenen Perle, den manche als energetischen Embryo oder unsterblichen Lichtkörper darstellen. Auf diesem zugrunde liegenden Energiekonzept fußt letztlich die mehr als 3000 Jahre alte daoistische beziehungsweise Traditionelle Chinesische Medizin (TCM), sie ist also eine Art Energiemedizin. Die daoistische Lehre charakterisiert diesen Veredelungsprozess so: Wir müssen

1. den Körper üben, um die Essenz zu nähren (Lian Ti Hua Jing),
2. die Essenz üben, um das Qi zu nähren (Lian Jing Hua Qi),
3. das Qi üben, um den Geist zu nähren (Lian Qi Hua Shen),
4. den Geist üben, um zum Ursprung zurückzukehren (Lian Shen Huan Xu). Oder auch den Geist mit der Leere (vereinen), was zu Wuji führt, also so etwas wie Einheit oder auch Unbegrenztheit.

Es geht darum, Jing zu bewahren, aufzufüllen und umzuwandeln, Qi zu nähren, Qi umzuwandeln, Shen zu nähren und umzuwandeln und Shen schließlich mit der Leere zu vereinen - in der Meditation.

Wuji

Diese Leere (Wuji) ist ein ganz wichtiges Konzept in der daoistischen Kosmologie, auch davon konnten Sie eingangs lesen. Wuji ist der vorhimmlische Zustand, ein ursprünglicher Zustand, der von Disharmonien oder Trennung noch völlig ungetrübt ist. Ein friedlicher und zugleich wacher Zustand. Aus ihm erwächst Taiji („Erst Einheit, dann Zweiheit, dann Dreiheit, dann die zehntausend Dinge ..."), am Übergang in den nachhimmlischen Zustand, der Begrenzung kennt.

Übung: Die Pflege der sechs Kugeln

Eine hilfreiche Übung für die Jing-Pflege ist die „Pflege der sechs Kugeln". Diese sind die Augäpfel, Nieren und bei der Frau die Brüste sowie beim Mann die Hoden.

Reiben Sie Ihre Hände aneinander, bis sie warm sind und bedecken Sie mit Ihnen Ihre Augen. Wiederholen Sie den Vorgang dreimal.

Danach reiben Sie Ihre Hände und wärmen damit Ihre Nieren. Wenn Sie möchten, wärmen Sie anschließend auch den Bereich zwischen den Nieren – auf dem Rücken etwa in Höhe des Bauchnabels, dieser Punkt heißt Mingmen, also Tor des Lebens.

Beim dritten (privaten) Teil der Übung reiben Sie Ihre Hände und wärmen als Frau kreisend Ihre Brüste und als Mann die Hoden.

Tipp: Diese Methode eignet sich auch beispielsweise, um schmerzenden Gelenken, etwa den Knien, etwas Gutes zu tun. Hände reiben und mit den Händen ausatmend (gegebenenfalls in der Vorstellung) die Knie wärmen.

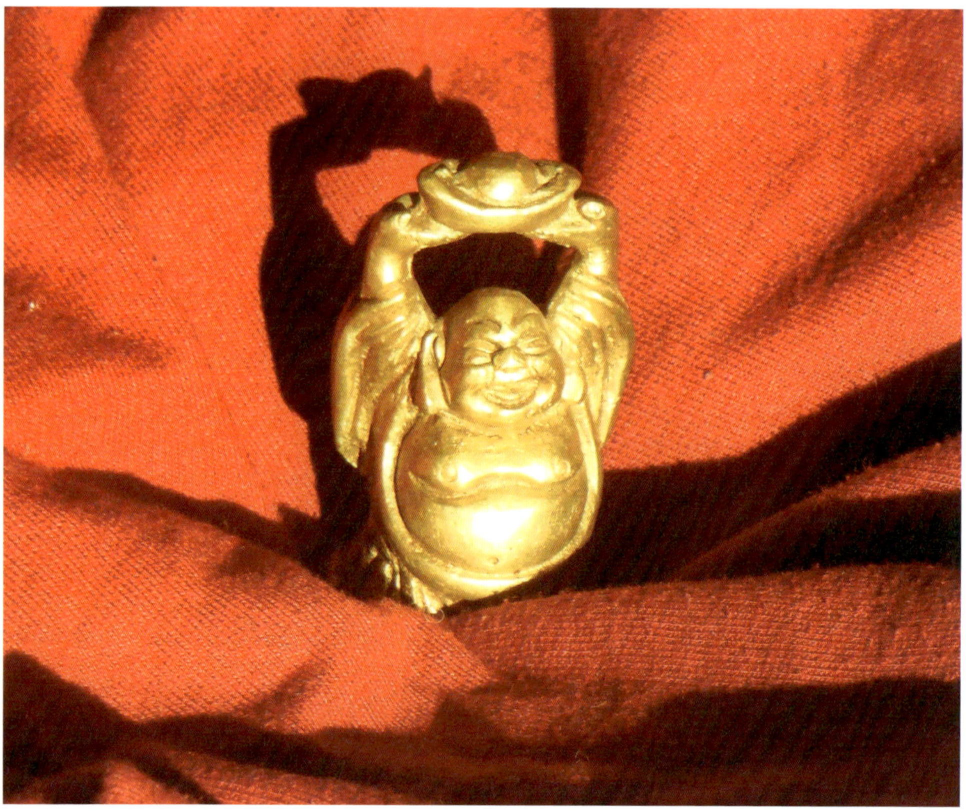

Liebe Leserin, lieber Leser,

wir hoffen, Ihnen hat dieses Buch gefallen.

Die Autorin und wir als Verlag freuen uns sehr über eine kurze Rezension – ob bei Amazon, Ihrem Online-Buchhändler des Vertrauens oder auf Social Media.

Mit Ihrem Feedback unterstützen Sie die Autorin und uns als Verlag.

Vielen Dank,
Ihr Team vom **Meyer & Meyer Verlag**

ANHANG

Weiterführende Literatur

Bock-Möbius, Imke (2010): *Qigong meets Quantenphysik. Das Prinzip Einheit erleben.* Oberstdorf. Windpferd.

Cohen, Mark (2012): *Inside Zhan Zhuang.* Hawaii: Mark Cohen.

Fischer, Theo (1991): *Wu Wei. Die Lebenskunst des Tao.* Hamburg: Rowohlt.

Gelbe Liste: ESC 2021: *Ausreichend Wasser trinken kann Herzinsuffizienz verhindern,* abgerufen am 10.11.24 unter https://www.gelbe-liste.de/kardiologie/wasserzufuhr-herzinsuffizienz

Guorui, Jiao (1988): *Qigong Yangsheng.* Hrsg. Hildenbrand. Ülzen: G.ML-Verlag.

Laotse (1961): Tao te King, übersetzt von Günter Debon, Ditzingen, Reclam.

Lindes, Dario (2004): *Stimmt's? Der Preis des sanften Heilens,* in die Zeit 20/2004

Milbrat, Gerhard (2010): *Himmel, Erde, Mensch. Einführung in die Alchemie des Qigong.* Meppen: Lotus Press.

Milbrat, Gerhard (2011): *Zhan Zhuang,* abgerufen am 23.06.2025 unter http://dan-gong.de/2011/11/zhan-zhuang/

Ni, Maoshing (2011): *Der Gelbe Kaiser. Das Grundlagenwerk der Traditionellen Chinesischen Medizin.* München: Knaur.

Rousselle, Erwin: *Nei Jing Tu „Die Tafel des Inneren Gewebes" – Ein daoistisches Meditationsbild mit Beschriftung,* bei Ausbildungszentrum Nord für Klassische Akupunktur und Chinesische Medizin, Udo Lorenzen, Kiel: . abgerufen am 10.11.24 unter http://www.abz-nord.de/Literatur/Fachartikel/neijingtu.htm

Stuhlmacher, Joachim: *Rujing,* https://taiji-forum.de/qigong/rujing/

Van Osten, René (2018): Yi Jing. *Das Buch vom Leben. Wegweiser zu einem Leben in Einklang.* Nörtlingen: Windpferd.

Watts, Alan (2011): *Der Lauf des Wassers. Eine Einführung in den Taoismus.* München: Knaur.

Zum Magnetsinn (bezgl. Qi)

Magnetsinn (28.05.2025). In Wikipedia. https://de.wikipedia.org/wiki/Magnetsinn

Rathmann, Isabel (2018): *Wie finden Zugvögel den Weg?,* abgerufen am 10.11.24 unter https://www.weltderphysik.de/thema/hinter-den-dingen/wie-finden-zugvoegel-den-weg/

Dreu, Petra (2018): Ley-Linien: *Auf den Spuren geheimnisvoller Energien,* abgerufen am 10.11.24 unter https://www.ln-online.de/lokales/segeberg/ley-linien-auf-den-spuren-geheimnisvoller-energien-RZP6VOVYQ7CERLM-SW3ZYXCD5VM.html

Kiminori, Maeda et al. (2008): Chemical compass model of avian magnetoreception. In: *Nature.* Band 453, 2008, S. 387–390, doi:10.1038/nature06834.

Liu Chenglin, Wang Xiaohua, Xu Hua, Liu Fang, Dang Ruishan, Zhang Dongming, Zhang Xinyi, Xie Honglan, Xiao Tiqiao (2014): *X-ray phase-contrast CT imaging of the acupoints based on synchrotron Radiation.* https://www.sciencedirect.com/science/article/abs/pii/S0368204813002405 (zuletzt aufgerufen am 18.08.2025)

Wiltschko, Roswitha & Wiltschko, Wolfgang (1995): *Magnetic Orientation in Animals.* Berlin [u.a.]: Springer.

Zu Faszien

Meridiane und Faszialstrukturen: arte-Dokumentation „Faszien. Geheimnisvolle Welt unter der Haut" https://youtu.be/hijLMz9lEyg?si=WNzTG7L_Smlg1Hjl

Ba Duan Jin (Die Acht Brokate) – kleine Auswahl Literatur/Quellen (empfehle die Suchworte baduanjin hospital)

Zhou, J., Hu, S., Zhang, X., Xia, C., Wan, S., Yang, X., Yu, Y., Chen, H., & Chen, H. (2024): Efficacy of Qigong Baduanjin on nutritional status and quality of life in patients on haemodialysis: study protocol for a prospective randomised controlled trial. BMJ open, 14(8). https://doi.org/10.1136/bmjopen-2023-082518

Ying, W., Min, Q. W., Lei, T., Na, Z. X., Li, L., & Jing, L. (2019). The health effects of Baduanjin exercise (a type of Qigong exercise) in breast cancer survivors: A randomized, controlled, single-blinded trial. European journal of oncology nursing : the official journal of European Oncology Nursing Society, 39, 90–97. https://doi.org/10.1016/j.ejon.2019.01.007

Yang, W. Y., Xu, Y., Ye, L., Rong, L. J., Feng, J., Huang, B. L., Chien, C. W., & Tung, T. H. (2023). Effects of Baduanjin exercise on quality-of-life and exercise capacity in patients with heart failure: A systematic review and meta-analysis. Complementary therapies in clinical practice, 50, 101675. https://doi.org/10.1016/j.ctcp.2022.101675

The Department of Chinese Medicine of E-DA Hospital doing Baduan Jin (vor der Pandemie). https://www.youtube.com/watch?v=ssC4XzNZZ8M

Fang, J., Zhang, L., Wu, F., Ye, J., Cai, S., & Lian, X. (2021). The Safety of Baduanjin Exercise: A Systematic Review. Evidence-based complementary and alternative medicine: eCAM, 2021, 8867098. https://doi.org/10.1155/2021/8867098

TCM medical staff from a TCM-hospital in Zhejiang practice Ba Duan Jin to prevent respiratory diseases during coronavirus outbreak. https://youtu.be/WmRtws6xQZ4?si=muEOOgL4EwvkRmez

Zeng, Z. P., Liu, Y. B., Fang, J., Liu, Y., Luo, J., & Yang, M. (2020). Effects of Baduanjin exercise for knee osteoarthritis: A systematic review and meta-analysis. Complementary therapies in medicine, 48, 102279. https://doi.org/10.1016/j.ctim.2019.102279

Fan, W., Zheng, L., Chen, F., Zou, L., Rao, Y., Fang, X. (2021): *Effects of Baduanjin on anxiety and depression in 38 elderly patients with essential hypertension,* abgerufen am 30.09.24 unter https://www.epistemonikos.org/pt/documents/1de7acbab708c7c323dbaa6809500c169f64d8e0

https://link-springer-com-443.webvpn.synu.edu.cn/article/10.1007/s00520-022-07548-8, abgerufen am 30.09.24

Wen, L., Chen, X., Cui, Y., Zhang, M., & Bai, X. (2022). Effects of Baduanjin exercise in nasopharyngeal carcinoma patients after chemoradiotherapy: a randomized controlled trial. Supportive care in cancer : official journal of the Multinational Association of Supportive Care in Cancer, 31(1), 79. https://doi.org/10.1007/s00520-022-07548-8

Wan, L., Shuai, S., Xu, Y., & Guo, W. (2023). Baduanjin can enhance the Cardiopulmonary Function of Congestive Heart Failure and Reduce Myocardial Injury. Indian Journal of Pharmaceutical Sciences. https://doi.org/10.36468/pharmaceutical-sciences.spl.808.

Ye, X.-X., Ren, Z.-Y., Vafaei, S. et al. (2022): Effectiveness of Baduanjin Exercise on Quality of Life and Psychological Health in Postoperative Patients With Breast Cancer: A Systematic Review and Meta-analysis. Integrative Cancer Therapies, 21. https://doi.org/10.1177/15347354221104092

Bildnachweis

Bilder Innenteil:
© Adobe Stock: S. 13, 20, 24, 25, 30, 32, 36, 43, 66, 68, 71, 76, 78, 124, 125, 126, 134, 136
© Julia Classen: S. 39, 46, 49, 55-60, 70, 75, 79, 80, 83, 84, 89, 90, 97 oben u. Mitte, 115, 116, 122
Alle weiteren Bilder: © Midia Nuri

Covergestaltung: Isabella Frangenberg

Umschlaggestaltung: Sannah Inderelst

Umschlagfoto: Bianca Schmidt/Blickfaenge

Layoutgestaltung: Isabella Frangenberg

Satz: Guido Maetzing, www.mmedia-agentur.de

Korrektorat des Manuskripts: Sonja Rose

Projektleitung: Katrin Schubert